傷寒論圖說

(상한론 도설)

Takaichiro TABATA

정 원 석 옮김

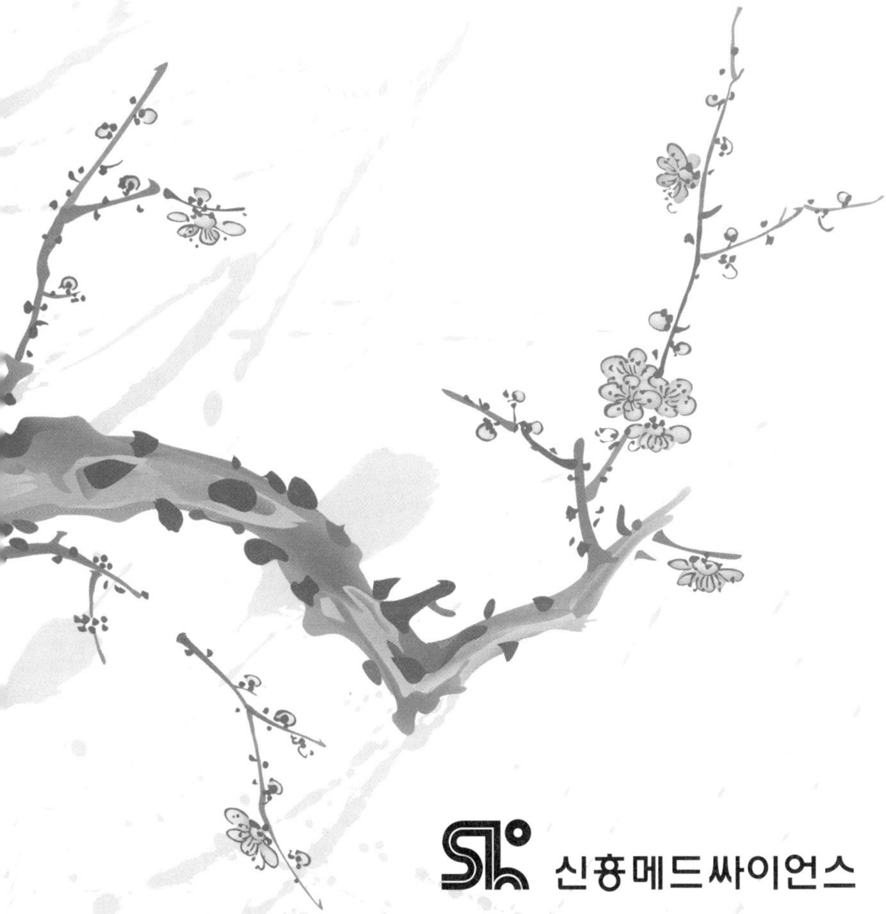

신흥메드싸이언스

傷寒論圖說 (상한론 도설)

2011년 1월 발행

지 은 이 : Takaichiro TABATA
옮 긴 이 : 정 원 석
발 행 인 : 홍 성 혁
발 행 처 : **신흥메드싸이언스**
편 집 : 인 선 남
디 자 인 : 서 은 미

주 소 : 서울시 영등포구 양평동 3가 15-1번지
월드메르디앙 비즈센터 501호
등록번호 : 제318-2007-000077호
전 화 : 02) 2165-8670~4
팩 스 : 02) 2165-8675
홈페이지 : www.shmed.co.kr

I S B N : 978-89-6498-006-4 93510
정 가 : 45,000원

추천사 1

韓醫學의 古典 중에서 『傷寒論』보다 더 많은 주해서와 연구서를 남겨 둔 것은 없다. 이것은 바로 『傷寒論』의 중요성을 말함과 동시에 이 고전의 난해함을 의미한다고 할 수 있을 것이다.

흔히들 『傷寒論』에는 두 가지 측면의 의의가 있다고 이야기한다. 한 가지는 張仲景 선생이 『傷寒論』의 서문에서 이야기한 것처럼 外感熱病의 한 종류인 傷寒病의 證治에 대한 것이고, 다른 한 가지는 질병의 변화의 법칙과 그것에 순응하는 치료의 방법인 辨證論治의 기본 이론을 기술하였다는 점이다. 이 辨證論治는 역대로 한방진료의 핵심적인 과정으로 받아들여져 발전해오며 後世方과 四象醫學 등 중요한 한의학 사상에 영향을 미쳤으며, 이와 함께 『傷寒論』의 處方도 현재에 이르기까지 한방치료의 중요한 치료방법으로 사용되고 있다. 한마디로 『傷寒論』은 한방임상의학의 확고한 기반을 제공하는 명실공히 가장 중요한 실용임상서적이라고 할 수 있다.

이번에 정원석 선생이 『傷寒論』에 관련된 책을 번역하였다고 감수를 부탁하였다. 정원석 선생은 학부시절부터 漢文에 관심이 많아서 각종 경시대회에서 수상을 하기도 하였으며, 경희의료원 한방병원에서 한방재활의학과 수련을 마치고 전문의 자격을 취득한 수재이다. 한방재활의학과는 통증질환, 마비질환 및 양생과 관련된 각종 자연의학을 연구하는 전문진료과인데 갑작스레 기초의서인 『傷寒論』을 번역하였다고 하여 처음에는 의아해하였지만 한방임상의학에서 『傷寒論』이 차지하는 위치를 생각해 보고는 이내 그의 심정을 이해하였다. 한방재활의학과가 비록 근골격계를 다루고 이학적인 자극을 전문적인 치료수단으로 하기는 하지만 그 근본은 辨證論治를 중심으로 하여 理法方藥을 궁구해 내는 정통 한방 임상 진료과이기 때문이다. 부디 이 책을 통해 한의학을 공부하는 학생들과 연구자들에게 많은 도움이 되기를 바란다.

시대의 변화에 따라 한의학의 모습도 변화해 가기는 하겠지만 온고지신의 마음가짐을 늘 잃지 않도록 이 글을 빌어 정원석 선생을 격려하며, 기꺼운 마음으로 추천사를 마친다.

대한한의학회 회장
경희대학교 한의과대학 재활의학과교실
김성수 교수

추천사 2

佛教의 禪宗에 '달을 가리키는 손가락'이라는 말이 있습니다. 사물의 본질을 설명하기 위해서 말이나 글을 사용하며, 이를 통해서 사물의 본질을 이해하게 된다면 그것으로 말이나 글의 역할을 다하는 것이지, 말이나 글 그 자체가 중요한 것이 아니라는 의미일 것입니다. 『傷寒論』은 韓醫學의 古典으로 매우 중요한 의미와 가치가 있지만, 『傷寒論』을 통해서 그것이 가리키는 본질인 사람 몸의 생리와 질병의 변화를 알아내고 나아가 실제 임상에 응용하지 못한다면 그 책은 단순한 종잇조각에 불과할 것입니다.

바둑을 익힐 때 棋譜를 이용하여 익히지만 실제 바둑을 둘 때 棋譜를 펼쳐보는 사람은 없습니다. 의학을 공부할 때도 마찬가지여서 어느 수준까지는 기초적인 의학서적의 도움을 받아 인체의 생리, 병리, 진단, 치료 등 기본적인 지식을 익혀야 하지만 그 다음에는 반드시 실제 인체를 대상으로 하여 검증해 보고 익히고 다시 수정 보완 발전시켜나가야 합니다. 단순히 책에 머리를 파묻고 아무리 고민을 많이 해 본다 하더라도 실제와는 거리가 벌어질 수 있는 것입니다.

『傷寒論』은 表-表裏間-裏의 病位, 中風과 傷寒의 病情, 太陽 · 陽明 · 少陽 · 太陰 · 少陰 · 厥陰의 六經病證의 변화와 흐름 및 각각의 인체 상황에 맞는 탁월한 處方구성 등 실제 한방 임상에서 수천 년간 활용되어온 중요한 생리, 병리, 진단, 치료의 개념을 설명하고 있는 중요한 책입니다. 그 중요성만큼이나 많은 기라성 같은 의가들이 주석서를 내기도 하였거니와, 현대에 이르러서까지 이에 대한 수많은 연구서들이 나오고 있는 실정입니다.

이번에 정원석 선생이 번역한 『傷寒論圖說』은 비록 실제 임상에 응용하기에 적합한 책은 아니지만 처음 韓醫學에 入門하는 사람이 『傷寒論』의 핵심 내용을 쉽게 파악할 수 있도록 중요 개념들을 논리적인 흐름 안에서 설명하기 위해서 저술된 책입니다. 이 책을 통해서 『傷寒論』에서 말하고자 하는 辨證論治의 핵심과 인체에서 시시각각 변화하는 증의 흐름을 파악할 수 있다면 족할 것이며, 임상에서의 응용을 위해서는 다른 서적들을 이용하여 부족한 부분을 보충하여야 할 것입니다.

良書를 번역한 정원석 선생에게 격려를 보내며, 특히 『傷寒論』 및 韓醫學에 처음 입문하는 학생들에게 이 책을 추천합니다.

경희대학교 한의과대학 재활의학과교실
이종수 교수

추천사 3

傷寒論은 韓醫學을 전공하는 사람들에게는 儒學의 經書와 같은 존재라서 後漢시대에 나왔지만 宋代 이후부터 그 가치를 본격적으로 깊이 깨달아 지금까지도 항상 곁에 두고 수시로 들여다보아야만 하는 서적으로 인식되어 있다. 이러한 인식의 바탕에는 책의 내용이 중요한 탓도 있지만, 証의 轉變과 이에 對應하는 處方이 다소 복잡하기 때문에 혼란스런 탓도 있음을 부인할 수 없다.

『傷寒論圖說』은 이러한 후자의 문제점을 개선해보고자 논리적이고 체계적인 방식으로 서술되어 있어 『傷寒論』에 관심을 갖고 있는 분들에게 호감을 갖게 하지만, 한국어로 번역된 서적이 없던 차에 정원석 선생에 의해 번역 출간되어 기쁜 마음으로 책을 펼쳐 본다.

정원석 선생은 학부 과정부터 師弟之間으로 지내는 인연을 맺고 있으면서 항상 내가 그로부터 배우는 것이 더 많다. 근래 젊은 한의계 임상 연구자들이 접근하기 쉬운 서의학적 연구방법론을 택하는 경향이 있으나, 그는 전통적으로 한의학에서 소홀히 취급해왔던 비만, 체형관리, 골격기형 등을 연구하면서도 한의학적 연구방법론을 택하는 어려운 길을 걷고 있다. 『傷寒論圖說』의 譯著도 이러한 연구의 과정 속에서 나온 결과물의 하나이기에 반가운 마음으로 추천사를 쓸 수 있는 분에 넘치는 즐거움을 누린다.

경희대학교 한의과대학 재활의학과교실
주임 교수 정석희

역자소개

정 원 석

- 경희대학교 한의과대학 졸업
- 경희대학교 대학원 한의학과 석사
- 경희대학교 대학원 한의학과 박사
- 한방재활의학과 전문의
- 경희의료원 한방병원 한방재활의학과 임상전문교원
- 한방비만학회 편집이사
- 복치의학회 자문위원

역자서문

한의과대학 학부생 시절부터 韓醫學 原典에 유난히 관심이 많았습니다. 정통 韓醫學이 존재한다면 그것은 바로 韓醫學 原典 안에 있을 것이라는 생각 때문이었습니다. 하지만 실제로 원서 속에서 완전한 韓醫學의 모습을 찾아내기란 쉬운 일이 아니었습니다. 漢文을 접하는 누구나 느껴보았던 문제였겠습니다만, 漢文은 한 글자 한 글자의 의미를 파악하는 것도 중요하지만 故事成語와 같은 숙어나 四書三經과 같은 古典 속에서 인용된 문구, 그리고 사람의 이름이나 특별한 사물을 지칭하는 고유명사들에 대한 방대한 기본지식이 없으면 정확한 의미를 이해하기 어려워지는 경우가 많습니다. '讀書百遍義自見' 이라는 말의 또 다른 의미가 바로 이런 뜻이 아니었을까요? 게다가 그 속에서 저자가 전달하고자 하는 의학적인 사상과 임상적인 의미, 응용방법 등을 저자의 의도대로 정확히 이해하고 받아들이기 위해서는 저자와 같은 수준 이상의 의학적인 지식과 실천적인 경험이 필수적일 것입니다.

이러한 상황 속에서 잘 번역된 韓醫學 原典들을 만나는 것은 한의학을 공부하는 학생의 입장에서는 행운이라 할 수 있고, 따라서 번역서가 아무리 많아도 좋은 번역서에 대한 갈증은 늘 충족될 길이 없었습니다. 그러던 중에 '나중에 일정한 수준에 이르면 중요한 韓醫學 原典들을 제대로 번역해보고 싶다' 는 생각을 가지게 되었습니다.

이제 임상경험 10년차에 접어들면서 많은 환자들을 진료하고 많은 책들을 공부하였습니다. 아직은 갈 길이 遙遠하지만, 여러 原典의 내용 중 적어도 내가 전공하고 있는 분야에 해당되는 내용이 참인지, 거짓인지, 어떤 상황과 조건에 해당하는 말인지 어렴풋이 짐작할 수 있는 수준에는 도달하였습니다. 그러던 차에 평소 친분이 있던 신흥메드싸이언스의 김경수 차장님으로부터 『傷寒論圖說』 번역을 제안받았습니다. 마침 古方에 깊이 빠져들어 연구하고 있던 차에 일본인 한의학자가 저술한 『傷寒論』에 관련된 책의 번역을 제안받게 되어 반가운 마음에 살펴보니 『傷寒論』의 핵심인 六經病證, 病位에 따른 특징, 病의 변화와 흐름 등에 대하여 논리적으로 쉽게 이해할 수 있도록 정리해 놓은 내용이어서 기꺼이 번역을 수락하였습니다.

이제 번역을 끝내고 생애 첫 번째 번역서를 출판하게 되어 매우 기쁘고 영광스러운 마음이지만, 한편으로는 여러 가지 걱정스러운 마음도 듭니다. 처음에는 모든 부분을 순수한 우리말로 번역하려고 하였지만 글의 숨겨진 의미나 원문 자체가 주는 의미가 가려질 것이 걱정되어 번역하지 않고 한글독음과 한문용어로만 남긴 부분들이 많이 있는 것을 볼 때 아직 나의 학문이 멀었다는 생각에 의기소침해 지기도 합니다. 한의학을 사랑하는 많은 선후배님들의 진심어린 叱正을 기대합니다.

끝으로 이 책으로 인한 모든 영광과 감사는 하나님께 돌리며, 옆에서 늘 격려와 지지를 아끼지 않으시는 경희대학교 한의과대학 한방재활의학과교실 여러 스승님들, 그리고 아내와 두 아이에게 감사의 말을 전하고 싶습니다.

2010년 10월의 어느 날
회기동 연구실에서
역자 정원석 씀

傷寒論圖說

저자서문

약 2,000년 전에 집대성된 의학서가 현대에 이르기까지 어떤 보정 작업 없이 그대로 이용되고, 문자 그대로 눈(雪) 위에 뜨거운 물을 붓는 것처럼 속이 후련해지는 정확한 효과를 보이는 것은 불가사의하다고 밖에 볼 수 없다.

"옛 성인이 아니면 그 누가 이것을 능히 할 수 있겠느냐"라고 밖에 표현할 수 없는 위대한 『傷寒論』은 오랜 옛날의 중국의학과는 성질이 전혀 다른 대담한 발상으로 구성되었고, 그 논리는 고대 그리스 의학과 공통점을 갖고 있다.

본서는 에도중기(江戶中期)에 일본인의 눈에 띄자마자 임상의학의 과학서로써 위치를 확립하여 일본 전통 한방의 커다란 초석이 되었다.

『傷寒論』은 양성 질환인 중풍(中風)에 악성 질환인 상한(傷寒)을 추가하여 증(證)의 전변(轉變)과 그 증(證)에 대응하는 약방을 설명한 것으로 널리 알려져 있다. 『傷寒論』의 논술을 현대식으로 절을 구분지어 장으로 분류하면서 증(證)의 전변(轉變)을 명확히 하여 병의 시발과 임종에 이르는 경과를 도설하였다. 또한, 음 또는 양으로 전변(轉變)하여 시술자를 애먹게 하는 준열하고 맹악한 상한의 흐름을 별도의 장에서 상세히 설명하여 임상가의 주의를 환기시켰다. 그리고, 서양의학과는 전혀 다른 방법론에 입각하여 한방의학의 독자적인 치료원칙을 덧붙여 『傷寒論』의 특질을 명확히 하였다.

『傷寒論』의 위대한 효험은 이것을 아는 사람만 안다. 이것을 배우기 위해서는 『傷寒論』의 전체상황을 파악하여 그 속에서 가장 중요한 증(證)의 전변(轉變)을 중풍(中風)과 상한(傷寒) 속에서 인식하는 것이다.

본서가 한방치료에 있어서 완벽을 기하는 인연이 되기를 바란다.

한방치료의 보급에 끊임없이 정열을 태우며, 본서의 출판에도 적극적으로 힘써주신 원초사(源草社)의 요시다(吉田) 사장님께 감사드린다.

2004년 2월

田畑 隆一郎(Takaichiro TABATA)

범례

1. 본서는 奧田謙藏 선생의 『상한론강의』(의도의 일본사 1954년)를 바탕으로 약간 의역하고, 구성자의 의견을 첨부한 것이다.

2. 본서는 내용을 간결하게 하기 위해 다음의 방법을 이용하였다.

   a) 조문은 奧田謙藏 선생이 본문에 실은 내용만을 수록하였고, 후세 사람이 보충 설명한 내용은 모두 삭제하였다.

   b) 약방은 생약의 명칭만을 기입하였으나, 생약의 배열순서, 분량, 달이는 방법, 복용방법 등은 중요하므로 奧田謙藏 저 『한방고방요방해설』(의도의 일본사)이나 졸저 『한법 르네상스』(원초사) 등을 참고하기 바란다.

   c) 조문 중 앞부분의 약방명 다음에 나오는 '主之' 두 글자는 생략하였다. '主'란 이것만 처방하면 된다는 뜻으로, 환자에게 이 약만을 주고 잠깐 증상의 변화가 있는지 여부를 살피라는 뜻이다. '宜'란 적절한 시기에 적절한 치료를 한다는 의미이다.

   d) 계승하는 조문은 붉은 화살표 → 로 표시하였고, 비교 혹은 대조되는 조문은 ↔ 로 표시하였다.

   e) 중풍에 해당하는 약방은 △, 상한에 해당하는 약방은 ▲로 표시하였다.

3. 본서의 오른쪽은 『상한론』의 본장이고, 왼쪽은 해석을 써넣었고, 또한 왼쪽에 장을 구분지어 절을 기입하였다.

4. 많은 정성을 쏟아 색인을 만들었다. 『상한론』 속의 사항, 문구를 찾아내는 것에 그치지 않고, 주의깊게 살펴 질병에 대처하는 한방의 독자적인 사고를 개괄적으로 이해하는 데 도움이 되도록 하였다.

차 례

색 인

1. 한방치료원칙 — 한방의 특징

[中風△ 傷寒▲]

【定綱】

太陽의 病은 脈浮 · 頭項强痛하고 惡寒한다. ———— 51

陽明의 病은 胃家實이다. ———— 117

少陽의 病은 口苦, 咽乾, 目眩이다. ———— 147

太陰의 病은 腹滿하고 吐하며, 음식이 내려가지 않고 自利가 더욱 심해지고, 때때로 배가 저절로 아프며 만약에 下하면 반드시 胸下結硬해진다. ———— 151

少陰의 病은 脈微細하고 但欲寐한다. ———— 157

厥陰의 病은 消渴이 있고, 氣가 心으로 上撞하고, 心中疼熱하고, 배가 고파도 먹으려 하지 않으며 먹으면 吐하고, 下하면 利가 멈추지 않는다. ———— 179

【隧證治之】

그 脈證을 보고 證에 따라서 치료한다.△ ———— 53, 211

壞病은 法에 따라 치료한다.▲ ———— 147, 285

【合病】

太陽과 陽明의 合病인 경우는 반드시 自下利한다. ···· **葛根湯**△ 61, 213

太陽과 陽明의 合病에 下利를 하지 않고 단지 嘔하기만 하는 경우 ···· **葛根加半夏湯**△ 61, 213

太陽과 陽明의 合病에 喘하고 胸滿한 경우 ···· **麻黃湯**△ 63, 215

太陽과 少陽의 合病에 自下利하는 경우 ···· **黃芩湯**△ 109, 231

太陽과 少陽의 合病에 만약에 嘔하는 경우 ···· **黃芩加半夏生薑湯**△ 109, 231

三陽의 合病에 腹滿, 身重, 口不仁하고, 面垢하며, 譫語, 遺尿, 自汗出하는 경우 ···· **白虎湯**△ 123, 235

陽明과 少陽의 合病은 반드시 下利한다. 脈이 滑數한 경우는 宿食이 있다. ···· **大承氣湯**△ 141, 245

【併病】

二陽의 併病은 太陽이 병을 처음 얻었을 때 그것을 發汗하는데, 汗이 먼저 충분히 나오지 않으면 그로 인하여 陽明으로 轉屬하여 계속 저절로 微汗出하고 惡寒이 없으니, 이와 같을 때는 조금씩 發汗하여야 한다. ······ **桂枝湯**△ 67, 217

二陽의 併病에 太陽의 證이 거의 없어지고, 다만 潮熱이 나타나고, 手足에 漐漐하게 汗出하고, 大便難하고, 譫語하는 경우는 下하면 낫는다. ······ **大承氣湯**△ 125, 235

【先表後裏, 先外後内의 법】

外證이 풀리지 않은 경우는 下하면 안 된다. ······ **桂枝湯**△ 65, 217

外證을 먼저 치료한 후에 内證을 치료한다. — **小柴胡湯**△**과 大柴胡湯**△ ——— 83

外證을 먼저 치료한 후에 内證을 치료한다. — **小柴胡湯**▲**과 柴胡加芒硝湯**▲ ——— 303

순서대로 치료하는 法 — **甘草湯**△**과 桔梗湯**△ ——— 165, 251

太陽證과 陽明證 — **桂枝湯**△**과 大承氣湯**△ ——— 67, 125, 299

外證을 먼저 치료한 후에 内證을 치료한다. — **小柴胡湯**△**과 桃核承氣湯**△ ——— 85, 305

【오히려 病이 풀리지 않음】

【服藥 방법】

【不治】

2. 발병 일수, 施治, 誤治 후의 변화와 대처 — 證의 轉變

[中風△ 傷寒▲]

氣上衝 — 下한 이후에 …… 桂枝湯△ 51, 209

心下悸 — 發汗過多 …… 桂枝甘草湯△ 71, 221

心下悸하고 煩 — 傷寒 2, 3일 …… 小建中湯▲ 81, 267

臍下悸하고 奔豚 — 發汗 후 …… 茯苓桂枝甘草大棗湯△ 71, 221

奔豚 — 燒鍼 시술 …… 桂枝加桂湯▲ 85, 269

반대로 煩이 풀어지지 않음 — 桂枝湯을 복용 후 …… 桂枝湯△ 55

身熱이 풀리지 않고 微煩 — 의사가 丸藥으로 크게 下했을 때 …… 梔子乾薑湯▲ 77, 265

心中이 煩하여 누울 수 없을 때 — 少陰病을 얻은지 2, 3일 …… 黃連阿膠湯△ 159, 249

心煩으로 잠을 못 잠 — 下利 6, 7일 …… 猪苓湯▲ 171

胃中이 乾하고 煩躁 — 大汗出로 잠을 이룰 수 없을 때 물을 조금씩 주어 마시게 한다.△ —— 75

낮에는 煩躁하고 밤에는 安靜한다. — 下한 후에 또 發汗했을 때 …… 乾薑附子湯△ 69, 219

病이 도리어 풀리지 않고 煩躁 — 發汗하고, 下할 때 …… 茯苓四逆湯△ 73, 223

煩躁 — 火가 逆한 것을 下한 이후 …… 桂枝甘草龍骨牡蠣湯▲ 85, 269

胃氣가 和하지 못하고 譫語 — 陰虛인데 잘못하여 汗法을 쓴 것 …… 調胃承氣湯▲ 57, 259

譫語 — 三陽의 合病을 汗法으로 오치한 것 —— 123

心이 憒憒하며 譫語 — 三陽의 合病을 汗法으로 오치 한 것 …… 調胃承氣湯▲ 127

胸滿煩驚 — 傷寒 8, 9일에 下法을 사용 …… 柴胡加龍骨牡蠣湯▲ 85, 269

驚狂 — 의사가 火法을 써서 迫劫함 …… 救逆湯▲ 85, 269

恐怖의 양상이 나타남 — 傷寒을 吐下한 후에 수일이 경과함 …… 大承氣湯▲ 121, 281

狂과 같은 증상 — 太陽病이 풀리지 않고 熱이 膀胱에 맺힘 …… 桃核承氣湯△ 85, 225

發狂 — 太陽病 6, 7일 …… 抵當湯△ 87, 225

3. 투약금기

[中風△ 傷寒▲]

上沖하지 않는 경우는 투여하지 않는다.	**桂枝湯**△ 51, 209
汗出하지 않는 경우는 투여하지 않는다.	**桂枝湯**△ 53, 209
脈微弱하고 汗出하고 惡風하는 경우는 복용할 수 없다.	**大靑龍湯**△ 63, 215
表解가 되지 않은 경우에는 白虎湯을 투여하면 안 된다.	**白虎加人蔘湯**▲ 109
下利淸穀에 表를 공격하면 안 된다.	**四逆湯**▲ 307
發汗 후 汗出하고 喘하며 大熱이 없는 경우에는 桂枝湯을 투여하면 안 된다.	**麻黃杏仁甘草石膏湯**△ 71, 219
汗出이 많고 渴하는 경우는 투여할 수 없다.	**猪苓湯**△ 129, 237
脈弦細, 頭痛, 發熱하는 少陽證은 發汗하면 안 된다.	147, 285
經水가 適來, 適斷할 때 承氣湯은 不可하다.	**小柴胡湯**▲ 97
心下痞에 柴胡湯을 투여할 수 없다.	**半夏瀉心湯**▲ 99
少腹滿에, 小便利한 경우는 血證이 있는 것이다. 桃核承氣湯, 抵當湯은 不可하다.	**抵當丸**▲ 89
喘하고 胸滿하는 경우는 下하면 안 된다.	**麻黃湯**△ 63, 215
太陽病에 外證이 아직 풀리지 않은 상태에서 下할 수 없다.	**桂枝湯**△ 65, 217
太陽病證이 다 풀리지 않은 경우에 下하는 것은 不可하다.	**桂枝湯**△ 67, 217
外證이 풀리지 않은 경우에는 오히려 攻下할 수 없다.	**桃核承氣湯**△ 85, 225
結胸의 證에, 脈浮大한 경우는 下하면 안 된다.△	93, 227
비록 陽明의 證이 있어도 嘔多하면 攻下하는 것은 不可하다.▲	117, 281
陽明病에 心下硬滿한 경우는 攻下하면 안 된다.▲	117, 281
潮熱이 없을 때는 承氣湯을 투여하면 안 된다.△	119
腹大滿하고 大便이 통하지 않는 경우는 크게 泄下시키면 안 된다.	**小承氣湯**△ 119
潮熱이 있어도 大便硬하지 않으면 투여하면 안 된다.	**大承氣湯**△ 119
腹微滿하고 大便이 처음 나올 때 어렵고 나중에 묽게 나오며 心中懊憹한 경우는 攻下하면 안 된다.	**梔子豉湯**△ 135

4. 증후별 — 證은 症候의 복합

[中風△ 傷寒▲]

【1 望診】

【2 脈候】

【3 舌 · 口中 · 咽喉의 이상】

【4 腹候】

【5 勞倦】

【6 寒·冷·厥】

【7 熱】

【8 汗】

【13 上衝】

【14 頭痛】

【15 신체의 경직 · 疼痛】

身體煩疼, 掣痛 — 風濕相搏 ········· **甘草附子湯▲** 111, 279

身體痛, 骨節痛 — 手足寒, 脈沈 ········· **附子湯△** 161, 249

四肢疼 — 땀이 많이 나지만 熱이 사라지지 않음 ········· **四逆湯▲** 183, 289

支節煩疼 — 發熱微惡寒 ········· **柴胡桂枝湯▲** 99, 273

身體疼痛 — 施治 후에 表를 다스림 ········· **桂枝湯△** 187

身痛이 멈추지 않음 — 外證이 아직 풀리지 않음 ········· **桂枝湯△** 195

一身이 모두 무겁고, 돌아눕기 어렵다. — 胸滿煩驚 ········· **柴胡加龍骨牡蠣湯▲** 85, 269

누우나 일어서나 편하지 않다. — 驚狂 ········· **救逆湯▲** 85

腹滿하고 身重 — 口不仁하고 面垢, 譫語, 遺尿 ········· **白虎湯△** 123

四肢沈重疼痛 — 小便不利 ········· **眞武湯△** 169

身疼하지 않고 단지 무거움 — 일시적으로 가벼워 질 때도 있다. ········· **大靑龍湯▲** 63, 259

【16 眩暈】

기립성 頭眩 — 心下逆滿 ········· **茯苓桂枝白朮甘草湯▲** 73, 263

頭眩 — 몸이 흔들거려서 땅에 기대려고 함 ········· **眞武湯△** 79, 223

【17 口渴 · 口燥】

大煩渴 — 脈洪大 ········· **白虎加人蔘湯△** 55, 213

微熱消渴 — 脈浮, 小便不利 ········· **五苓散△** 75, 223

煩渴 — 脈浮數 ········· **五苓散△** 75, 223

汗出하고 渴 — 小便不利 ········· **五苓散△** 75, 223

渴하고 水를 마시려 함 — 水逆 ········· **五苓散△** 75, 223

舌上燥하고 渴함 — 心下硬滿하고 痛 ········· **大陷胸湯△** 95, 227

渴하고 嘔하지 않음 — 胸脇滿微結 ········· **柴胡桂枝乾薑湯▲** 99, 273

大渴함 — 舌上乾燥하고 煩 ········· **白虎加人蔘湯▲** 109, 277

口燥渴하고 — 大熱이 없음 ········· **白虎加人蔘湯▲** 109, 277

口乾舌燥 — 渴하고 물을 마시려고 함 ········· **白虎加人蔘湯△** 127, 237

渴證으로 물을 마시고 싶어함 — 脈浮, 發熱, 小便不利 ········· **猪苓湯△** 127, 237

渴하고 水漿이 끌린다. ········ **茵陳蒿湯**△ 133

消渴 — 氣가 心으로 上撞 ········ 厥陰病의 定綱 179

手足溫하고 渴 — 身熱惡風 ········ **小柴胡湯**▲ 81, 267

渴하고 口燥 — 心下痞 ········ **五苓散**▲ 101, 273

胃中乾하고 煩躁 — 물을 마시고 싶어하는 경우 ········ 조금씩 준다 75

마음은 물을 마시고 싶으나 渴하지 않다. — 潠灌의 誤治 ········ **文蛤散, 五苓散**△ 97

少陰病, 口燥咽乾 — 急히 下함 ········ **大承氣湯**△ 173, 255

【18 煩 · 躁 · 煩躁】

煩躁吐逆 — 厥 ········ **甘草乾薑湯**▲ 57, 259

煩躁 — 汗出하지 않음 ········ **大青龍湯**△ 63, 215

身疼하지 않고 다만 무거우며 간혹 가벼워질 때도 있다. — 少陰의 證은 없음 ········ **大青龍湯**▲ 63

晝日煩躁하고 夜에 安靜 — 脈沈微, 大熱이 없음 ········ **乾薑附子湯**△ 69, 219

煩躁 — 病이 도리어 풀리지 않음. 陽氣가 脫하여 바로 少陰으로 바뀜 ········ **茯苓四逆湯**▲ 73, 263

煩躁 — 火逆 ········ **桂枝甘草龍骨牡蠣湯**▲ 87, 269

煩躁로 죽을 것 같음 — 吐利, 手足厥冷 ········ **吳茱萸湯**△ 163, 251

奔豚이 되려고 함 — 心下悸 ········ **茯苓桂枝甘草大棗湯**△ 71, 221

奔豚을 발함 — 氣가 少腹으로부터 心으로 上沖 ········ **桂枝加桂湯**▲ 85, 269

6, 7일 지나도 풀리지 않고 煩 — 水逆 ········ **五苓散**△ 75, 223

微煩 — 身熱이 내리지 않음 ········ **梔子豉湯**▲ 77, 265

心煩 — 胸脇苦滿 ········ **小柴胡湯**▲ 81, 267

鬱鬱微煩 — 心下急 ········ **大柴胡湯**△ 83, 225

心煩 — 胸脇滿微結 ········ **柴胡桂枝乾薑湯**▲ 99, 273

心煩으로 안정되지 않음 — 心下痞硬하고 滿 ········ **甘草瀉心湯**▲ 103, 275

心煩 — 口燥渴 ········ **白虎加人蔘湯**▲ 109, 277

心煩 — 吐하지 않고 下하지 않음 ········ **調胃承氣湯**△ 117, 233

心煩으로 잠들지 못함 — 下利 6, 7일 ········ **猪苓湯**△ 171, 255

【19 胸滿 · 胸痛】

【20 心中 · 心痛】

【21 喘 · 咳】

【22 少氣 · 短氣】

【23 悸 · 動】

【24 心下의 이상】

【25 脾胃의 이상】

【26 嘔 · 嘔吐 · 噫 · 噦】

【27 腹痛 · 腹滿】

腹滿하고 가끔 疼痛 便秘 — 太陰에 속함	**桂枝加大黃湯**△ 153, 247
腹脹, 不大便 — 급히 下시킴	**大承氣湯**▲ 173
腹中雷鳴 — 胃中이 和하지 않음	**生薑瀉心湯**▲ 103, 273
腹中雷鳴 — 心下痞硬하고 滿	**甘草瀉心湯**▲ 103, 275

【28 大便의 이상】

自下利 — 太陽과 陽明의 合病	**葛根湯**△ 61, 213
自下利 — 脈도 證도 內實로 調和	**調胃承氣湯**▲ 87, 225
自下利 — 太陽과 少陽의 合病	**黃芩湯**△ 109, 231
自下利 — 小便不利	**眞武湯**△ 169, 253
利가 끝내 멈추지 않음, 脈促	**葛根黃連黃芩湯**△ 61, 215
下利 — 心下痞硬, 腹中雷鳴	**生薑瀉心湯**▲ 103, 273
下利를 하루에 수십 번 함 — 心下痞硬하며 滿	**甘草瀉心湯**▲ 103, 275
自利하며 渴하지 않는 경우 — 太陰에 속함	**四逆輩**△ 151, 247
下利 — 膿血을 배설	**桃花湯**△ 161, 251
少陰病 下利 6, 7일 — 渴, 心煩	**猪苓湯**△ 171, 255
下利, 腹脹滿 — 裏를 溫함	**四逆湯**▲ 187
少陰病 下利 — 脈微한 경우	**白通湯**△ 167, 253
下利하며 水를 마시려고 함 — 脈數하고 力	**白頭翁湯**△ 189
下利하고 譫語 — 燥屎	**小承氣湯**▲ 189
下利 후 거듭 煩함 — 心下濡	**梔子豉湯**▲ 189
下하면 利가 멈추지 않음 —	厥陰病의 定綱 179
下利가 멈추지 않고 — 便膿血, 小便不利, 腹痛	**桃花湯**△ 161, 251
利가 멈추지 않음 — 厥逆, 無脈, 乾嘔, 煩	**白通加猪膽汁湯**△ 167, 253
利가 멈춤 — 亡血, 脈微하고 또 利	**四逆加人蔘湯**△ 197
嘔吐가 그치고 下利가 중단 — 汗出하고 厥, 四肢拘急이 풀리지 않음	**通脈四逆加猪膽汁湯**△ 199
下利가 멈추지 않음 — 그 小便을 利해야 한다.	**赤石脂禹餘糧湯**▲ 103, 275
淸穀이 멈추지 않음 — 급히 裏를 구해야 한다.	**四逆湯**▲ 79
下利淸穀 — 脈浮하고 遲	**四逆湯**△ 129, 237

【29 小便의 이상】

【30 水飮】

【31 血證】

5. 약방명(가나다순) — 병위와 병세

○ 태양병 허증 ● 태양병 실증
◇ 소양병 허증 ◆ 소양병 실증
■ 양명병
☆ 태음병 허증 ★ 태음병 실증
☆☆ 소음병 ☆☆☆ 궐음병
→ 겸병을 쌍해하는 방향

– ㄱ –

ㅡㄷㅡ

ㅡㅁㅡ

ㅡㅂㅡ

ㅡㅅㅡ

-ㅇ-

-ㅈ-

-ㅊ-

-ㅌ-

ㅡㅎㅡ

제 1 장

傷寒論

태양병 -상편-

(太陽病)-上篇

태양병(太陽病)을 상, 중, 하 3편으로 나누었다. 상편에서는 태양병(太陽病)과 중풍(中風), 상한(傷寒)의 큰 강령(大綱)에 대하여 기술하고, 이어서 질병 중에 양호한 성질인 중풍(中風)과 한약처방의 시작인 계지탕(桂枝湯)을 주제로 하고, 이에 따라 증(證)의 변화와 처방의 변화를 논하되 단순한 것에서 복잡한 것으로, 얕은 것에서 심도 있는 것으로 진행하면서 논한다.

1. 태양병의 지위와 요령을 명확히 하니, 중풍(中風)과 상한(傷寒)으로 구별함을 큰 강령으로 삼는다.

태양병편의 정강(定綱).

태양병 중 양성(良性)인 경우 중풍(中風).

태양병 중 악성(惡性)인 경우 상한(傷寒).

2. 계지탕(桂枝湯)의 규범을 표시하고, 다음으로 정증(正證)을 분명히 하며 한 가지 가미방(加味方)을 보여준다.

계지 · 작약 · 감초 · 생강 · 대추

발열(發熱), 오풍(惡風)하고 자한출(自汗出)이 경증(輕證)인 경우에 표해(表解)한다.

두통(頭痛), 발열(發熱), 한출(汗出)로 오풍(惡風)하는 계지탕(桂枝湯)의 정증(正證)이다.

갈근 · 작약 · 감초 · 생강 · 대추 · 계지

계지탕증(桂枝湯證)에 항배강급(項背强急)하는 경우이다.

3. 하법(下法)을 사용한 후 나타나는 증(證)에서 아직 오치(誤治)를 겪지 않은 경우와, 오치와 다른 치료들을 겪은 경우의 계지탕(桂枝湯)의 방의(方意)를 논하고 마황탕(麻黃湯)과의 구별에 이른다.

계지탕(桂枝湯)을 지어주고 후증(後證)의 변화가 어떠한지를 지켜본다.

1. 太陽之爲病, 脈浮, 頭項强痛, 而惡寒.

2. 名爲中風. — 太陽病發熱, 汗出, 惡風, 脈緩者,

3. 名曰傷寒. — 太陽病, 或已發熱或未發熱, 必惡寒, 體痛, 嘔逆, 脈陰陽俱緊者,

12. 桂枝湯. — 太陽中風, 陽浮而陰弱, 陽浮者 熱自發 陰弱者汗自出, 嗇嗇惡寒, 淅淅惡風, 翕翕發熱, 鼻鳴, 乾嘔者,

13. 桂枝湯. — 太陽病, 頭痛, 發熱, 汗出, 惡風者,

14. 桂枝加葛根湯. — 太陽病, 項背强 几几, 反汗出 惡風者,

15. 可與桂枝湯. 若不上衝者, 不可與之. — 太陽病, 下之後, 其氣上衝者,

태양병(太陽病)의 오치(誤治)를 겪은 경우에 처방운용상의 주의이다.

계지탕(桂枝湯)의 방의(方意)를 논하고, 마황탕(麻黃湯)의 바탕으로 삼는다.

4. 한법(汗法)을 쓰고 난 후의 변화에서 계지탕(桂枝湯)의 가미방(加味方)과, 하법(下法)을 쓰고 난 후의 변화에서 계지탕(桂枝湯)의 거미방(去味方)과 가미방(加味方).

태양병(太陽病)에 지나치게 땀을 내었는데 허한(虛寒)이 겸하여져서 혈기(血氣)가 순행하지 않는 경우이다.

계지탕(桂枝湯)에서 작약(芍藥)을 제거하고, 부자(附子)를 가미한다.
태양병에 하법(下法)을 쓴 후에, 맥촉흉만(脈促胸滿)이 일어날 수 있는 경우이다.

15. 太陽病, 下之後, 其氣上衝者, … 可與桂枝湯.

16. 隨證治之. — 太陽病, 三日 已發汗, 若吐 若下 若溫鍼, 仍不解者, 此爲壞病, 桂枝不中與也. 觀其脈證, 知犯何逆,

17. 桂枝本爲解肌. 若其人脈浮緊, 發熱 汗不出者, 不可與也. 常須識此勿令誤也.

21. 桂枝加附子湯. — 太陽病, 發汗, 遂漏不止, 其人惡風, 小便難, 四肢微急, 難以屈伸者,

22. 桂枝去芍藥湯. — 太陽病, 下之後, 脈促, 胸滿者,
去芍藥方中加附子湯. — 若微惡寒者,

5. 계지탕(桂枝湯)과 다른 처방과의 합방(合方)을 논하고, 다음으로 계지탕(桂枝湯)의 지속법을 설명하고, 다음으로 지속하는 경우와 합방(合方)을 함께 설명하고, 그런 후에 같은 점과 다른 점을 들어 양명위(陽明位)의 약의 처방에 이르고, 다음으로 합방(合方)을 논하고, 다음으로 주약인 계지를 거(去)하는 일례를 들었고, 장의 끝에 잘못하여 토(吐)하게 만들어 발생한 증(證)의 전변을 논하면서 각각의 처방을 들어 본 상편을 종결한다.

계지 · 작약 · 생강 · 감초 · 마황 · 대추 · 행인

계지탕증(桂枝湯證)이 날짜를 경과하여서, 계지탕(桂枝湯)보다 깊고 마황탕(麻黃湯)보다는 얕은 울열(鬱熱)이 생긴 경우를 땀을 내어 풀어준다.

계지탕(桂枝湯)을 지속하는 경우이다.

계지 · 작약 · 마황 · 생강 · 행인 · 감초 · 대추

계마각반탕(桂麻各半湯)보다 그 증(證)이 약간 얕은 경우이다.

열(熱)이 리(裏)로 이어져 진액(津液)이 탈출(脫出)하고, 열사(熱邪) 때문에 갈증(渴症)이 심하다.

계지 · 작약 · 감초 · 생강 · 대추 · 마황 · 석고

계지탕(桂枝湯)보다 울열(鬱熱)이 깊고, 월비탕(越婢湯)보다 얕은 경우에 땀으로 풀어준다.

23. 宜桂枝麻黃各半湯. — 太陽病, 得之八九日, 如瘧狀, 發熱 惡寒,
熱多 寒少, 其人不嘔, 淸便欲自可,
一日二三度發,
脈微緩者, 爲欲愈也.
脈微而惡寒者, 此陰陽俱虛, 不可更發汗,
更下, 更吐也.
面色反有熱色者, 未欲解也.
以其不能得小汗出 身必痒,

24. 卻與桂枝湯則愈. — 太陽病, 初服桂枝湯, 反煩不解者,

25. 與桂枝湯, 如前法. — 服桂枝湯, 大汗出, 脈洪大者,
宜桂枝二麻黃一湯. — 若形如瘧, 日再發者, 汗出必解,

26. 白虎加人蔘湯. — 服桂枝湯, 大汗出後, 大煩渴不解, 脈洪大者,

27. 宜桂枝二越婢一湯. — 太陽病, 發熱 惡寒, 熱多 寒少,
— 脈微弱者此無陽也, 不可發汗.

작약 · 감초 · 생강 · 백출 · 복령 · 대추

심하(心下)의 정수(停水)에 의한 표증(表證)과 유사한 반사적 증후(症候)를 소변을 원활하게 나가게 하여 수기(水氣)를 이끌어 풀어준다.

감초 · 건강
작약 · 감초
대황 · 감초 · 망초

계지탕(桂枝湯)의 오치(誤治)를 예를 들어 구역(救逆)의 방법을 논하고, '증(症)을 따라서 치료한다' 고 하는 수증치지(隨症治之)의 실제 의미를 보여준다.

25. 服桂枝湯, 大汗出, … 與桂枝湯.

28. 桂枝去桂加茯苓白朮湯. — 服桂枝湯, 或下之, 仍頭項强痛 翕翕發熱無汗, 心下滿微痛, 小便不利者,

3. 太陽病, 或已發熱 … 名曰傷寒.

29. 傷寒脈浮, 自汗出, 小便數, 心煩 微惡寒, 脚攣急 反與桂枝湯欲攻其表, 此誤也. 得之便厥, 咽中乾 煩躁 吐逆者, 作甘草乾薑湯與之以復其陽.

若厥愈足溫者, 更作芍藥甘草湯與之 其脚卽伸.

若胃氣不和, 譫語者, 少與調胃承氣湯.

若重發汗, 復加燒鍼者, 四逆湯主之.

태양병 -중편-

(太陽病)-中篇

갈근탕(葛根湯) 종류로부터 논의를 시작하고, 마황탕(麻黃湯), 청룡탕(靑龍湯)을 이야기 하고, 시호(柴胡)의 정(正)과 변(變)으로 더욱 진행하여 조위승기탕(調胃承氣湯), 도핵승기탕(桃核承氣湯)에 이르고, 저당탕(抵當湯)에서 논의를 맺는다. 상편에 비해 한층 진행되어 무거워진 증(證)이지만, 하편에 비해 아직 심각하지는 않다.

1. 갈근탕(葛根湯)의 주치(主治)와 본문을 명확히 하고, 이어서 활용을 논하고, 그 다음에 가미방(加味方)을 논하고, 장의 끝에서 비슷하면서도 다른 경우를 논한다.

갈근 · 마황 · 계지 · 작약 · 감초 · 생강 · 대추

혈액(血液)이 점조(粘稠)하여 항배(項背)에 응체(凝滯)하고, 아직 발산(發散)하지 않아 표증(表證)이 있고 땀이 없는 경우이다.

태양의 표열(表熱)이 왕성하여 땀이 나오지 못하고, 일시에 속으로 치받쳐 아래로 달려 내려가 자하리(自下利)한다.

갈근 · 마황 · 생강 · 감초 · 작약 · 계지 · 대추 · 반하

앞의 장과 병위는 동일하나, 하리(下利)하는 기세가 아래로 내려가지 않고 상충하여 구토가 된다.

갈근 · 감초 · 황금 · 황련

하법(下法)을 잘못 사용하여 역변(逆變)을 초래하고, 표증(表證)은 아직 풀리지 않았으며, 리(裏)에는 울열(鬱熱)이 있는 경우에 표(表)와 리(裏)를 같이 풀어주는 표리쌍해(表裏雙解)의 방법으로 치료한다.

14. 太陽病, 頭項强, 几几

31. **葛根湯**. — 太陽病, 項背强 几几, 無汗, 惡風,

32. **葛根湯**. — 太陽與陽明合病者, 必自下利,

33. **葛根加半夏湯**. — 太陽與陽明合病, 不下利, 但嘔者,

22. 太陽病, 下之後 … 桂枝去芍藥湯主之.

34. **葛根黃連黃芩湯**. — 太陽病, 桂枝證, 醫反下之, 利遂不止, 脈促者, 表未解也, 喘而汗出者,

2. 첫 장에서는 마황탕(麻黃湯)의 주치(主治)와 본분을 명확히 하고, 그 다음에 활용을 논하였으며, 이어서 잘 듣는 증상을 나타낸다.

마황 · 계지 · 감초 · 행인

피부(모공)가 긴밀히 닫히고, 수기(水氣)가 울체(鬱滯)한 경우에 능히 땀으로 풀어줄 수 있다.

합병(合病)으로 그 사기(邪氣)가 흉중(胸中)으로 치받쳐 숨이 차고 가슴이 그득한 경우는 발한(發汗)해야 한다.

예를 들어, 열흘이 지나도 여전히 발한(發汗)할 필요가 있다면 마황탕(麻黃湯)으로 치료한다.

3. 대청룡탕(大青龍湯)과의 본분을 명확히 하고, 이어서 활용을 나타낸다.

마황 · 계지 · 감초 · 행인 · 대추 · 석고

마황탕(麻黃湯)에서 매우 심한 번조(煩躁)와 함께 피부의 긴폐(緊閉)가 심한 경우에 땀을 강하게 발산시킨다.

사열(邪熱)이 안으로 들어가 잠복한 경우에 강하게 발한(發汗)시킨다.

13. 太陽病, 頭痛發熱 … 31. 項背强几几 34. 喘而汗出

35. **麻黃湯**. — 太陽病, 頭痛 發熱, 身疼 腰痛 骨節疼痛, 惡風, 無汗而喘者,

36. **宜麻黃湯, 主之**. — 太陽與陽明合病, 喘而胸滿者, 不可下,

23. 太陽病, 得之八九日, … 宜桂枝麻黃各半湯.

37. 太陽病, 十日以去, 脈浮細而嗜臥者, 外已解也.
與小柴胡湯. — 設胸滿脇痛者,
與麻黃湯. — 脈但浮者,

12. 太陽中風, 陽浮而陰弱 … 27. 桂枝二越婢一湯 35. 麻黃湯

38. **大靑龍湯**. — 太陽中風, 脈浮緊, 發熱 惡寒 身疼痛, 不汗出而煩躁者,
不可服. — 若脈微弱, 汗出, 惡風者, 服之, 則厥逆, 筋惕肉瞤, 此爲逆也.

29. 傷寒, 脈浮, 自汗出 …

39. **大靑龍湯發之**. — 傷寒, 脈浮緩, 身不疼, 但重, 乍有輕時, 無少陰證者,

4. 소청룡탕(小青龍湯)의 본분을 명확히 하고, 그 다음에 활용을 나타낸다.

마황 · 작약 · 오미자 · 건강 · 감초 · 계지 · 반하 · 세신

상한(傷寒)의 표증(表證)으로 수기(水氣)의 증(證)을 겸한 경우에 표(表)와 리(裏)를 함께 풀어주는 표리쌍해(表裏雙解)의 방법으로 치료한다.

'발열하고 기침한다(發熱而欬)' 고 일컬어지는 얕은 증(證)이다.

'기침하고 약간 천증이 있다(欬而微喘)' 고 일컬어지는 깊은 증(證)이다.

5. 계지탕(桂枝湯)의 활용을 논하고, 다음으로 그 가미방(加味方)을 보인 후, 이어서 표(表)를 먼저 치료하고 리(裏)를 나중에 치료하는 선표후리(先表後裏)의 법칙을 들어 계지탕(桂枝湯)의 활용을 논한다.

발한(發汗) 후에 남은 증(證)은 계지탕(桂枝湯) 등을 활용하여 신중하게 치료한다.

계지탕(桂枝湯) 처방 내(內)에 후박(厚朴) · 행인(杏仁)은 하법(下法)을 사용한 후에 표증(表證)이 풀리지 않고 약간 숨이 차는(微喘) 경우에 표(表)를 풀어주어 치료한다.

치료에 선과 후의 순서가 있으니, 계지탕(桂枝湯)을 활용한다.

39. 大青龍湯

40. 小靑龍湯. — 傷寒表不解, 心下有水氣, 乾嘔 發熱而欬, 或渴 或利 或噎 或小便不利 少腹滿 或喘者,

41. 小靑龍湯. — 傷寒心下有水氣, 欬而微喘, 發熱 不渴, 服湯已, 渴者, 此寒去欲解也.

37. 太陽病 … 脈但浮者, 與麻黃湯.

42. 宜桂枝湯. — 太陽病, 外證未解, 脈浮弱者, 當以汗解,

43. 桂枝加厚朴杏仁湯. — 太陽病, 下之, 微喘者, 表未解故也,

44. 宜桂枝湯, 主之. — 太陽病, 外證未解者, 不可下也, 下之爲逆, 欲解外者,

6. 첫 장에서는 주로 명현(瞑眩)에 의한 육혈(衄血)을 예로 들고, 다음으로 자연스럽게 발생하는 육혈(衄血)을, 그런 후에 표(表)를 먼저 치료하고 리(裏)를 나중에 치료하는 선표후리(先表後裏)의 법칙에 이르고, 마지막으로 발한(發汗)하지 않아서 발생하는 육혈(衄血)을 예로 들고, 모두 마황탕(麻黃湯)으로 치료됨을 논한다.

마황탕(麻黃湯)의 중증(重證)과 복약 후의 변화 3예.

마황탕증(麻黃湯證)으로 역상(逆上)을 겸하고 명현(瞑眩)에 기인하지 않는 육혈(衄血)이 있을 때 빨리 마황탕(麻黃湯)을 주어 치유한다.

병이 육경(六經) 중에서 한 경(經)에서 시작되어 그 다음 경(經)으로 이르렀는데 첫 경(經)의 질환이 여전히 전혀 해결되지 않은 경우는 병병(併病)으로 표(表)를 먼저 치료하고 리(裏)를 나중에 치료하는 선표후리(先表後裏)의 법칙에 따른다. 합병(合病)은 근본이 하나인 질병이고, 병병(併病)은 근본이 둘인 질병이다.

발한(發汗)을 행하지 않아서 육혈(衄血)을 일으키는 것은 마황탕(麻黃湯)의 주치(主治)이다.

23. 太陽病, 得之八九日, … 宜桂枝麻黃各半湯.

46. **麻黃湯**. — 太陽病, 脈浮緊, 無汗, 發熱, 身疼痛, 八九日不解, 表證仍在, 此當發其汗,

46. 服藥已, 微除. 其人發煩目瞑. 劇者必衄, 衄必解.

47. **自衄者愈**. — 太陽病, 脈浮緊, 發熱, 身無汗,

36. 太陽與陽明合病 … 宜麻黃湯.

44. 太陽病 … 宜桂枝湯.

48. 二陽併病, 太陽初得病時, 發其汗 汗先出不徹, 因轉屬陽明, 續自微汗出, 不惡寒.

若太陽病證不罷者, 不可下 下之爲逆, 如此可小發汗.

39. 傷寒, 脈浮緩, 身不疼 … 大青龍湯發之.

55. **麻黃湯**. — 傷寒, 脈浮緊, 不發汗, 因致衄者,

7. 계지탕(桂枝湯)의 치료에 진행이 자못 완만한 경우와, 발한 후에 여전히 남은 증상(殘證)이 있는 경우를 예로 든다.

계지탕(桂枝湯), 승기탕(承氣湯)의 구별점을 소변이 맑은지, 맑지 않은지 여부에서 찾는다. 마황탕(麻黃湯)의 육(衄)은 땀이 없는 것에 기인하며 계지탕(桂枝湯)의 육(衄)은 주로 두통에 기인한다.

발한한 후에 거듭 발한해야 하는 것은 계지탕(桂枝湯)의 주치(主治)이다.

8. 한토하법(汗吐下法)을 사용한 이후에 변화된 증(證)에 관한 이전의 이론을 들어 땀을 내고 설사시킨(汗下) 이후에 자연스럽게 치유되는 일증(一證)을 논하고, 그 다음에 땀을 내고 설사시킨(汗下) 이후의 허증(虛證)을 예로 들어 소음(少陰)으로 전속(轉屬)하는 증상인 진액손상(亡津液)에 의한 신체동통(身疼痛), 흉중(胸中)에 나타나는 증, 심하(心下)에 나타나는 증, 배꼽 아래(臍下)에 나타나는 증, 복중(腹中)에 나타나는 증(證)과 각각 그 약처방의 주치(主治)를 논한다.

약의 처방을 이용하지 않고 스스로 치유되는 경우이다.

치료하지 말아야 할 것의 치료에 대한 논의이다.

음양(陰陽)이 저절로 조화(自和)되지 않는 허증의 증후(虛候)를 나타내는 경우를 예로 들어 아래의 여러 장의 서론으로 삼는다.

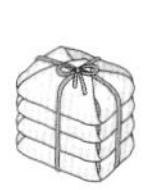
건강 · 부자

땀내고 설사(汗下)시켰기 때문에 병세(病勢)가 소음(少陰)으로 전변하였는데 남은 병세가 오히려 양의 부위(陽位)에 있는 경우를 온산(溫散)한다.

55. 麻黃湯

56. **與承氣湯**. — 傷寒, 不大便六七日, 頭痛有熱者,

56. **宜桂枝湯**. — 其小便清者, 知不在裏仍在表也, 當須發汗, 若頭痛者必衄.

57. **宜桂枝湯, 主之**. — 傷寒, 發汗解, 半日許復煩, 脈浮數者, 可更發汗,

58. 凡病, 若發汗 若吐 若下, 若亡津液, 陰陽自和者, 必自愈.

59. 必自愈. 大下之後, 復發汗, 小便不利者, 亡津液故也, 勿治之, 得小便利,

60. 下之後, 復發汗, 必振寒, 脈微細, 以內外俱虛故也.

61. **乾薑附子湯**. — 下之後 復發汗, 晝日煩躁 不得眠, 夜而安靜, 不嘔不渴, 無表證, 脈沈微, 身無大熱者,

계지가작약탕증(桂枝加芍藥湯證)에 맥침지(脈沈遲)하고 신동통(身疼痛)이 있는 경우이다.

마황 · 행인 · 감초 · 석고

안쪽으로 치받쳐 울적(鬱積)한 열을 풀어주고, 수기(水氣)를 제거하여, 한출(汗出)하면서 천(喘)하는 경우를 치료한다.

계지 · 감초

발한(發汗)의 정도가 지나쳐 허기(虛氣)로 인한 심하(心下)의 계동(悸動)이 나타나는 경우이다.

복령 · 감초 · 대추 · 계지

수기(水氣)의 변동으로 인하여 하복부에 계동(悸動)이 나타나고, 그 세력이 달리는 돼지와 같이 위로 치받아 올라가려고 하는 경우(奔豚)이다.

후박 · 생강 · 반하 · 인삼 · 감초

허기(虛氣)가 가득 차 복창만(腹脹滿)에 이른 경우이다.

58. 凡病, 若發汗 …

↓

62. 桂枝加芍藥生薑各一兩人蔘三兩新加湯. — 發汗後, 身疼痛, 脈沈遲者,

↓

63. 可與麻黃杏仁甘草石膏湯主之. — 發汗後, 不可更行桂枝湯. 汗出而喘, 無大熱者,

↓

64. 桂枝甘草湯. — 發汗過多, 其人叉手自冒心, 心下悸, 欲得按者,

↓

65. 茯苓桂枝甘草大棗湯. — 發汗後, 其人臍下悸者, 欲作奔豚,

↓

66. 厚朴生薑甘草半夏人蔘湯. — 發汗後, 腹脹滿者,

9. 첫 장에서는 토법(吐法) 혹은 하법(下法)을 쓴 이후의 수기격동(水氣激動)의 증(證)을 예로 들고, 이어서 발한(發汗)에 의해 소음(少陰)으로 변한 증, 또는 소음(少陰)으로 변하고 게다가 번조(煩躁)를 보이는 증(證)을 예로 들었고, 본 장의 끝에는 발한(發汗) 후 허(虛)와 실(實)의 두 가지 상황에 이른 경우들을 예로 들어 각각의 치료에 이른다.

복령 · 계지 · 백출 · 감초

리기(裏氣)가 격동(激動)하는데 그것을 축수(蓄水)하여, 이 때문에 앉았다 일어날 때 두현(頭眩)하는 경우를 치료한다.

양위(陽位)에서 곧바로 음위(陰位)로 전변하여, 정기허(精氣虛)해지고 각연급(脚攣急)하는 경우이다.

복령 · 인삼 · 감초 · 건강 · 부자

한법(汗法)과 하법(下法)을 사용함으로 인하여 병이 곧바로 소음(少陰)으로 전변하였지만 여전히 병이 풀리지 않아서 사지궐역(四肢厥逆) 등의 증이 있으면서 또한 번조(煩躁)하는 경우이다. 작감부자탕증(芍甘附子湯證)보다 깊다.

발한(發汗)한 후의 두 가지 다른 경우를 예로 들어 정기(精氣)의 허(虛)는 식품으로 보양하고, 리실(裏實)의 경우는 조위승기탕(調胃承氣湯)을 활용한다.

56. 傷寒, 不大便六七日 … 與承氣湯.

67. 茯苓桂枝白朮甘草湯. — 傷寒, 若吐 若下後, 心下逆滿,
氣上衝胸, 起則頭眩, 脈沈緊,
67. 發汗則動經, 身爲振振搖者.

58. 凡病, 若發汗 …

68. 芍藥甘草附子湯. — 發汗 病不解, 反惡寒者, 虛故也,

69. 茯苓四逆湯. — 發汗 若下之, 病仍不解, 煩躁者,

70. 發汗後, 惡寒者 虛故也.
70. 與調胃承氣湯. — 不惡寒 但熱者 實也, 當和胃氣,

10. 첫 장에서는 단지 물만을 주어도 낫는 증, 다음으로는 비슷하면서도 다른 오령산(五苓散)의 정증(正證), 다음으로는 오령산증(五苓散證)의 한가지 예, 다음으로는 오령산(五苓散)과 복령감초탕(茯苓甘草湯)의 구별, 그리고 본장의 마지막에는 오령산(五苓散)의 한가지 예를 든다.

발한(發汗)으로 진액(津液)을 잃어서, 물을 주면 치유되는 증(證)이다.

저령 · 택사 · 복령 · 계지 · 백출

표(表)를 풀어주고 하초(下焦)의 수기(水氣)를 운행하게 하여 소변이 원활하게 배출되도록 하여 소갈증(消渴證)을 치료한다.

표열(表熱)을 발산하고, 수기(水氣)를 원활하게 하여 소갈증(消渴證)을 치료한다.

복령 · 계지 · 생강 · 감초

오령산(五苓散)은 수열(水熱)이 외부에 모여 맥부삭(脈浮數), 소변불리(小便不利), 갈증이 있고, 복령감초탕(茯苓甘草湯)은 수열(水熱)이 심하(心下)에 모여 심하계(心下悸)하고, 소변불리(小便不利), 궐(厥)증이 있으나 갈증은 없다.

갈증이 있으나 물을 마시려 하지 않고, 물을 마시면 토하려고 하는 경우이다.

46. 太陽病, 脈浮緊 … 69. 茯苓四逆湯 70. 但熱者實也

71. 太陽病, 發汗後 大汗出, 胃中乾 煩躁 不得眠, 欲得飮水者, 少少與飮之 令胃氣和則愈.

71. 五苓散. — 若脈浮, 小便不利, 微熱 消渴者,

72. 五苓散. — 發汗已, 脈浮數, 煩渴者,

67. 傷寒, 若吐 若下後, 心下逆滿 … 茯苓桂枝白朮甘草湯主之.

73. 五苓散. — 傷寒, 汗出而渴者,

73. 茯苓甘草湯. — 不渴者,

38. 太陽中風, 脈浮緊 … 大靑龍湯主之.

74. 五苓散. … 中風, 發熱, 六七日不解 而煩, 有表裏證, 渴欲飮水 水入則吐者, 名曰水逆,

11. 처음에 치자시탕(梔子豉湯)의 정증(正證)을 예로 들어 그 본분을 명확히 하고, 다음에 그 가미방(加味方)에 이르고, 다음의 두 장에서는 다소의 작은 차이가 있는 증(證)을 들어 오히려 본방(本方)의 주치(主治)를 논하고, 다음의 두 장에서는 각각 그 변화한 증(證)을 들어 본방(本方)의 거 · 가방(去 · 加方)을 보여준다.

치자 · 두시

정기(精氣)가 갑자기 허(虛)해지고 객기(客氣)가 상역(上逆)하여, 심중고뇌하여 어찌할 바를 모르는 경우이다.

치자 · 두시 · 감초

치자 · 두시 · 생강

호흡이 미약하여 아주 얕은(淺表性) 경우는 치자감초시탕(梔子甘草豉湯)으로 치료하고, 기가 역행하여 토하는 경우는 치자생강시탕(梔子生薑豉湯)으로 치료한다.

객기(客氣)가 심하게 상박(上迫)하여 몸에 열이 나고 허번(虛煩)하는 경우이다.

외열(外熱)이 풀리지 않고, 통증이 깊숙이 가슴 속(心中)으로 연결되는 듯한 느낌이 있는 경우이다.

치자 · 후박 · 지실

여열(餘熱)이 흉간(胸間)에 있어 심복비만(心腹痞滿)으로 고통스러운 경우이다.

치자 · 건강

신열(身熱)을 제거하고, 혈행을 일으켜 내부를 따뜻하게 하여 허증(虛證)을 회복한다.

71. 太陽病, 發汗後 …, 煩躁, 不得眠 … 與五苓散主之.

78. 梔子豉湯. — 發汗吐下後, 虛煩不得眠, 若劇者, 必反覆顚倒, 心中懊憹,

79. 梔子甘草豉湯. — 若少氣者,

79. 梔子生薑豉湯. — 若嘔者.

80. 梔子豉湯. — 發汗 若下之, 而煩熱 胸中窒者,

73. 傷寒, 汗出而渴者 … 五苓散主之.

81. 梔子豉湯. — 傷寒 五六日, 大下之後, 身熱下去, 心中結痛者, 未欲解也,

82. 梔子厚朴湯. — 傷寒 下後, 心煩 腹滿, 臥起不安者,

83. 梔子乾薑湯. — 傷寒, 醫以丸藥大下之, 身熱不去, 微煩者,

12. 진무탕(眞武湯)의 증(證)을 예로 들어 오로지 리(裏)에 대한 치료를 논한 후, 이어서 사역탕(四逆湯)과 계지탕(桂枝湯)을 들어 표리(表裏)를 나누어 치료함(分治)을 논하고, 마지막으로 사역탕(四逆湯)을 들어 다시 오로지 리(裏)에 대한 치료에 이른다.

발한(發汗)의 변화가 극심하여 바로 소음(少陰)으로 빠져서, 밖은 허열(虛熱)이 나타나고, 내부는 수기(水氣)가 격동하여 위로 치솟아 심하계(心下悸)하고, 두현(頭眩)하여 쓰러질 것 같은 경우를 치료한다.

하법(下法)을 잘못 사용하여 약력(藥力)이 다했는데도 하리(下利)가 오히려 그치지 않아 진액(津液)이 장차 소진되려고 하는 위급한 증과 외증(外證)이 남아 있는 경우에는, 우선 사역탕(四逆湯)을 이용하여 병사(病邪)를 제거해서 정기(正氣)를 도와주고, 대변의 소통이 정상으로 회복된 후에 신동통(身疼痛)의 외증(外證)을 계지탕(桂枝湯)으로 치료한다. 이것은 '급한 것을 먼저 치료하고 완만한 것을 나중에 치료한다' 고 하는 선급후완(先急後緩)의 적절한 임기응변(權宜)의 조치이다.

신체동통(身體疼痛)은 발열두통(發熱頭痛)을 고려하지 않고 사역탕(四逆湯)의 전치(專治)이다.

71. 太陽病, 發汗後, 大汗出 … 81. 身熱不去

67. 苓桂朮甘湯

85. 眞武湯. — 太陽病, 發汗 汗出不解, 其人仍發熱, 心下悸 頭眩, 身瞤動, 振振欲擗地者,

81. 傷寒, 五六日, 大下之後 … 梔子豉湯主之.

94. 傷寒, 醫下之, 續得下利, 淸穀不止, 身疼痛者, 急當救裏. 後身疼痛 淸便自調者, 急當救表.

宜四逆湯. — 救裏.
宜桂枝湯. — 救表.

95. 宜四逆湯. — 病, 發熱 頭痛, 脈反沈, 若不差, 身體疼痛, 當救其裏,

13. 우선 소시호탕(小柴胡湯)의 정증(正證)을 들어 그 본분을 논한 후 이어서 한 가지 기이한 증(異證)을, 다음에 소시호탕(小柴胡湯)과 소건중탕(小建中湯)의 구별을 논하고, 장의 마지막에 소건중탕(小建中湯)의 정증(正證)을 들어 그 본분을 분명히 한다.

시호 · 황금 · 인삼 · 감초 · 반하 · 생강 · 대추

심흉협부(心胸脇部)에 만(滿)을 느끼고, 이장열〔弛張熱-한열왕래(寒熱往來)〕을 보이며, 식욕을 잃고, 심번(心煩)하고, 구토하는 기운이 있는 경우에 병사(病邪)를 화해(和解)한다.

진행이 약간 급하고, 바깥으로 열이 나며 바람을 싫어하고, 어깨가 뻐근하게 뭉치고, 심흉부가 불쾌하며, 수족이 따뜻하고, 갈증이 있는 경우도 소시호탕(小柴胡湯)의 주치이다.

계지 · 감초 · 대추 · 작약 · 생강 · 이당

복중(腹中)이 연급동통(攣急疼痛)하고, 맥후(脈候)가 다소 착잡(錯雜)한 경우는 우선 소건중탕(小建中湯)을 주고 이후의 증(證)이 어떻게 변화하는지를 관찰한다. 차도가 없는 경우는 소시호탕(小柴胡湯)의 겸증(兼證)인 복통이다.

표부(表部)를 발한(發汗)하였을 때 심흉간(心胸間)이 계동(悸動)하고 번민(煩悶)하여 안정을 찾지 못하는 경우는 원기(元氣)가 결핍되고 정력(精力)이 쇠약해진 경우로, 이는 소건중탕(小建中湯)의 본분(本分)이다.

81. 傷寒, 五六日, 大下之後, 身熱不去 … 梔子豉湯主之.

99. 小柴胡湯. — 傷寒 五六日 中風, 往來寒熱, 胸脇苦滿, 默默不欲飮食, 心煩, 喜嘔, 或胸中煩而不嘔, 或渴, 或腹中痛, 或脇下痞硬, 或心下悸 小便不利, 惑不渴 身有微熱, 或欬者,

103. 小柴胡湯. — 傷寒 四五日, 身熱 惡風, 頸項强, 脇下滿, 手足溫而渴者,

104. 先與小建中湯. — 傷寒, 陽脈澀 陰脈弦, 法當腹中急痛者,
與小柴胡湯主之. — 不差者,

107. 小建中湯. — 傷寒, 二三日, 心中悸而煩者,

14. 첫 장에서는 우선 치료의 선후를 논하고, 소·대시호탕(小·大柴胡湯)의 구별을 명확히 한 후, 이어서 치료의 선후와 오치(誤治)의 증(證)을 예로 들어 시호가망초탕(柴胡加芒硝湯)의 주치(主治)를 논하고, 장의 마지막에 다시 오치(誤治)의 증(證)을 들어 조위승기탕(調胃承氣湯)의 주치(主治)에 이른다.

시호·황금·작약·반하·생강·지실·대추·대황

점차 소양(少陽)의 극지(極地)로 진행하지만 소시호탕(小柴胡湯)의 한계를 넘지 않는 경우에 우선 소시호탕(小柴胡湯)을 투여하고, 더욱 진행하여 자꾸 토하려고 하여 구토가 멈추지 않고, 흉협고만(胸脇苦滿)보다는 심하급(心下急)하며, 식욕이 없고 울울미번(鬱鬱微煩)한 경우는 사하(瀉下)를 위해 대시호탕(大柴胡湯)으로 치료한다. 본장은 외증(外證)을 먼저 치료하고 내증(內證)을 나중에 치료하는 선외후내(先外後內)의 법을 보여준다.

대시호탕(大柴胡湯)방내에 망초(芒硝)를 가한다.
소양(少陽)의 극지(極地)로 진행하는 경우는 시호가망초탕(柴胡加芒硝湯)의 주치(主治)이다. 지금 약하게 설사하는 것은 감수(甘遂) 등의 환약(丸藥)으로 사하(瀉下)시킨 결과이다. 조열(潮熱)은 리실(裏實)의 증(證)이지만, 외증(外證)인 소시호탕증(小柴胡湯證)을 먼저 풀어준 후 본방(本方)을 투여한다. 이것은 외증(外證)을 먼저 치료하고 내증(內證)을 나중에 치료하는 선외후내(先外後內)의 방법이다.

소양(少陽)의 극지(極地)에서 양명(陽明)으로 진행되어 섬어(譫語)하는 경우는 조위승기탕(調胃承氣湯)의 주치(主治)이지만, 감수(甘遂) 등의 환약(丸藥)으로 사하(瀉下)하였다. 이 설사가 허한증(虛寒證)이 아니고 맥(脈)도 증(證)도 내실(內實)의 증과 조화(調和)를 이루고 있으면 이것은 조위승기탕(調胃承氣湯)의 주치(主治)이다.

37. 太陽病, 十日以去, 脈浮細而嗜臥者 … 與麻黃湯.

108. **先與小柴胡湯**. — 太陽病, 過經十餘日, 反二三下之, 後四五日, 柴胡證仍在者,

與大柴胡湯 下之則愈. — 嘔不止, 心下急, 鬱鬱微煩者, 爲未解也,

99. 傷寒 五六日 中風 … 小柴胡湯主之.

109. **後以柴胡加芒硝湯**. — 傷寒, 十三日不解, 胸脇滿而嘔, 日晡所發潮熱, 已而微利, 此本柴胡證 而不得利, 今反利者 知醫以丸藥下之, 非其治也.

先宜小柴胡湯以解外. — 潮熱者 實也,

110. 傷寒, 十三日不解, 過經 譫語者, 以有熱也, 當以湯下之. 若小便利者 大便當硬, 而反下利, 脈調和者, 知醫以丸藥下之, 非其治也.

調胃承氣湯. — 若自下利者, 脈當微厥, 今反和者, 此爲內實也,

15. 앞의 장에서 광증(狂證) 같은 혈증(血證)을 주로 논하고, 뒤의 장에서는 혈증(血證)이 아닌데 흉만(胸滿)하고 번경(煩驚)하는 경우를 주로 논한다.

도핵 · 계지 · 대황 · 망초 · 감초

사하(瀉下)의 시기를 놓쳐서 사열(邪熱)이 혈분(血分)에 파급되어 하초(下焦)에 맺혀서, 소복급결(少腹急結)하고, 광증(狂證)이 나타나는 경우에는 도핵승기탕(桃核承氣湯)으로 공하(攻下)한다.

반하 · 대추 · 시호 · 생강 · 인삼 · 용골 · 황금 · 계지 · 복령 · 대황 · 모려

다소 오래 경과하여 흉협고만(胸脇苦滿), 번민경계(煩悶驚悸)하고, 정신이 상도(常度)를 잃은 경우에 본방(本方)으로 사열(邪熱)을 풀어주고 수기(水氣)를 제거하며 대소변을 원활하게 한다.

16. 표증(表證)이 있는 경우에 잘못하여 화공(火攻)을 시행한 것이 원인이 되어 일어난 변증(變證) 3종류를 예로 들어 그 구역(救逆)의 방법을 나타낸다.

계지 · 감초 · 생강 · 모려 · 용골 · 대추 · 촉칠

계지탕(桂枝湯)이나 마황탕(麻黃湯)으로 발한(發汗)해야 할 경우를 소침(燒鍼)으로 화공(火攻)해서 양기(陽氣)를 망실(亡失)하여, 경계(驚悸)하고, 발광하는 것처럼 잠시도 안정을 취하지 못하는 경우의 경광(驚狂)을 진정시키고 화역(火逆)을 구제한다.

계지탕(桂枝湯)에 계지(桂枝) 두냥(二兩)을 가한다.
화공(火攻)을 하여 땀이 나게 하였는데 그 부위가 부어 올라 적색을 나타낸다. 이러한 지경에 이르러 계기(悸氣)가 하복부보다 심흉(心胸)의 부근에 상충(上衝)한다. 영계감조탕(苓桂甘棗湯)은 이미 리부(裏部)에 있어서 분돈(奔豚)을 발하는 상태에는 이르지 않고, 본방(本方)은 표부(表部)에 있어서 분돈(奔豚)이 된다.

108. 太陽病, 過經十餘日, 反二三下之, … 與大柴胡湯.

111. 宜桃核承氣湯. — 太陽病, 不解, 熱結膀胱, 其人如狂, 血自下, 其外不解者, 尙未可攻, 當先解外, 外解已, 但少腹急結者, 乃可攻之,

99. 傷寒 五六日 中風 … 小柴胡湯主之.

112. 柴胡加龍骨牡蠣湯. — 傷寒, 八九日, 下之, 胸滿煩驚, 小便不利譫語, 一身盡重, 不可轉側者,

117. 桂枝去芍藥加蜀漆龍骨牡蠣救逆湯. — 傷寒, 脈浮, 醫以火迫劫之, 亡陽, 必驚狂, 起臥不安者,

124. 與桂枝加桂湯. — 燒鍼, 令其汗, 鍼處被寒, 核起而赤者, 必發奔豚, 氣從少腹上衝心者,

계지 · 감초 · 용골 · 모려

화공(火攻) 후에 분돈(奔豚)을 발하지 않고 번조(煩躁)하며 심하계(心下悸)가 있는 경우는 구역탕(救逆湯)보다 가벼우니 본방(本方)의 주치(主治)이다.

17. 여기서 일단 시호탕류(柴胡湯類)의 설명을 마치고, 혈증(血證)을 논하는 것에 이른다.

10여 일이 지나 심하(心下)가 울렁거려(溫溫) 토하고자 하고, 물 같은 설사로 미열번민(微熱煩悶)하는 경우는 대시호탕(大柴胡湯)의 주치이다. 하지만 이것을 주지 않아서 양명(陽明)으로 진행되어 더욱 심해져서 토하고 설사하여 괴로워하는 경우는 조위승기탕(調胃承氣湯)의 증(證)이다.

18. 첫 장에서 혈증(血證)이 매우 심각한 경우를 예로 들어 저당탕(抵當湯)의 주치(主治)와 본분을 명확히 하고, 다음 장에서 발황(發黃)을 겸하는 혈증(血證)을 들어 다시 저당탕(抵當湯)을 논하고, 장의 마지막에 혈증(血證)이 자못 완만하고 평이한 경우를 예로 들어 저당환(仾當丸)의 주치(主治)를 논한다.

수질 · 맹충 · 도핵 · 대황

평소에 축혈(蓄血)이 있는 경우에 하법(下法)을 사용할 시기를 놓치면 언어 착란 혹은 동정(動靜)에 이상이 생기며 어혈(瘀血)이 소복(少腹)에 고정하여 소변자리(小便自利)한다. 이것을 내려주어 치료한다.

황달병(黃病)에 맥침결(脈沈結)하며 소복(少腹)이 딱딱하고 소변불리(小便不利)하는 것은 혈증(血證)이 아니고 열로 인해 진액(津液)이 응결된 경우로 인진호탕(茵蔯蒿湯)의 주치(主治)이다. 그러나 소변이 순조로워 이상이 없고 광증(狂證) 이 나타나는 경우는 열로 혈액이 응결되는 경우로 혈증(血證)이다. 이것은 저당탕(抵當湯)의 주치(主治)이다.

124. … 必發奔豚 … 與桂枝加桂湯.

125. **桂枝甘草龍骨牡蠣湯**. — 火逆, 下之, 因燒鍼煩躁者,

108. 太陽病, 過經十餘日, 反二三下之 … 與小柴胡湯.
… 與大柴胡湯.

130. 太陽病, 過經十餘日, 心下溫溫欲吐 而胸中痛, 大便反溏, 腹微滿 鬱鬱微煩.

130. **與調胃承氣湯**. — 先此時, 自極吐下者,

111. 太陽病, 不解, 熱結膀胱 … 宜桃核承氣湯.

131. **抵當湯**. — 太陽病, 六七日 表證仍在, 脈微而沈, 反不結胸, 其人發狂者, 以熱在下焦, 少腹當硬滿, 小便自利者, — 下血乃愈.

132. 太陽病, 身黃, 脈沈結, 少腹硬, 小便不利者, 爲無血也.

132. **抵當湯**. — 小便自利, 其人如狂者, 血證諦也,

수질 · 맹충 · 도핵 · 대황

리부(裏部)에 열이 있어 진액(津液)이 응결되어 나타나는 증(證)인 소복만(少腹滿)과, 소변불리(小便不利)이다. 이제 소변이 원활한 것은 열로 인해 혈(血)이 응결된 경우로 어혈(瘀血)을 내리면 치유할 수 있다. 이것은 저당탕(抵當湯)에 비교할 때 완만하고 쉬운 증(證)이다.

110. 傷寒, 十三日不解, 過經 譫語者 … 調胃承氣湯主之.

131. … 其人發狂者 … 抵當湯主之.

133. **宜抵當丸**. — 傷寒, 有熱, 少腹滿, 應小便不利, 今反利者, 爲有血也, 當下之, 不可餘藥,

태양병 -하편-

(太陽病)-下篇

상편의 계지탕(桂枝湯)과 중편의 마황탕(麻黃湯) 및 시호탕(柴胡湯)의 변화를 예로 들어, 주로 흉협(胸脇)의 위치와 관련된 대소시호탕증(大小柴胡湯證)과 유사한 경우를 논한다. 소양병편(少陽病篇)에서는 화해법(和解法)을 원칙으로 하지만, 그 변증(變證)에 이르러서는 공하(攻下)해야 하는 경우가 있다. 이에 우선 결흉(結胸)과 비(痞)를 예로 들어 그 표(表)에서 바로 리(裏)로 도달하는 변화를 설명하고, 모든 편에서 결(結)과 비(痞)를 논하여 양명편(陽明篇)을 시작하는 기초로 삼는다. 본편에서는 상부(上部)에 위치하는 결흉(結胸), 중초(中焦)에 위치하는 심하비경(心下痞硬), 하초(下焦)에 위치하는 장결(藏結)을 논한다. 이 앞편인 중편(中編)에서는 처음에는 두항(頭項)을 논하고, 중간쯤에 흉협(胸脇)을 논하며, 마지막에 장결(藏結)을 논하였으니, 모두 그 필법을 동일하게 하였으나, 다만 본편의 증(證)은 중편보다 더욱 진행하여 심하게 증대(增劇)된다. 편의 끝에 나오는 병병(倂病), 합병(合病), 흉중(胸中), 위중(胃中) 등과, 혹은 맥결대(脈結代) 등은 결(結)의 변화된 형태(變態)이다. 태양병의 상편에서는 주로 태양병(太陽病)이 양호한 성질인 경우와 그 진행 및 변화를 논하고, 중편에서는 악성인 경우, 하편에서는 그 양자의 한층 진행된 경우와 그 변화된 증을 논한다. 이것이 태양병(太陽病)을 나누어 3종류로 분류하는 까닭이다.

1. 대함흉탕증(大陷胸湯證)의 서론(前論).

대황 · 정력자 · 망초 · 행인 · 감수

열사(熱邪)와 수사(水邪)가 심흉(心胸)에 결취(結聚)되어 흉격 내에 밀어내는 통증(膈內拒痛)이 있고, 단기번조(短氣煩躁)하는 결흉(結胸)의 여세가 경항(頸項)에 이르러 유경(柔痓)의 상태와 같은 경우는 대함흉환(大陷胸丸)으로 심흉(心胸)에 결취된 사독(邪毒)을 내려주면 온전히 편안해진다.

결흉(結胸)의 증(證)은 축수(畜水)와 사기(邪氣)가 심흉(心胸)에서 상박하여 싸우는 것으로 맥후(脈候)는 침긴(沈緊)하다. 부대(浮大)의 맥은 병이 오히려 표위(表位)에 있는 것과 관련된다. 대함흉탕(大陷胸湯)으로 공하(攻下)하면 죽음에 이른다.

열(熱)이 실(實)하고, 맥침긴(脈沈緊), 설상건조(舌上乾燥), 단기(短氣), 격내거통(膈內拒痛), 심하통(心下痛)이 있는데 누르면 돌처럼 딱딱한 결흉(結胸)의 증이 모두 갖추어지고, 번조(煩躁)의 증이 더해지면 죽는다. 번조(煩躁)의 증이 처음부터 나타나는 경우는 치료할 만하고, 마지막에 나타나는 경우는 치료할 수 없다.

2. 주로 결흉(結胸)의 제증(諸證) 및 의사증(疑似證)을 들어 그 치료법을 상세히 논한다.

시호계지건강탕증(柴胡桂枝乾薑湯證)을 잘못 사하(誤下)하여 삭맥(數脈)이 지맥(遲脈)으로 변한다. 그 증(證)은 흉격(胸膈)의 안에서 격거(格拒)하는 통증이 있고, 외래의 사독(邪毒)은 흉격(胸膈) 안으로 움직여 번조(煩躁)하고, 심중오뇌(心中懊憹)하고, 심하(心下)가 딱딱하다. 이것은 본방(本方)으로 준열하게 사하(瀉下)하면 치료된다. 오하(誤下)한 후에도 수열(水熱)이 심흉(心胸)에 맺히지 않고, 열사(熱邪)가 리부(裏部)에 울하여 진액(津液)을 훈증(薰蒸)하여 경부(頸部)를 한계로 하여 상부(上部)에만 땀이 나며, 소변불리(小便不利)하는 경우는 발황(發黃)한다. 이것은 인진호탕(茵蔯蒿湯)이 마땅한 상태이다.

131. 太陽病, 六七日 表證仍在, 脈微而沈, 反不結胸, … 抵當湯主之.

138. 宜大陷胸丸. — 結胸者, 項亦强, 如柔痓狀, 下之則和,

139. 結胸證, 其脈浮大者, 不可下, 下之則死.

140. 結胸證悉具, 煩躁者亦死.

141. 太陽病, 脈浮而動數, 頭痛 發熱, 微盜汗出而反惡寒者 表未解也

大陷胸湯. — 醫反下之, 動數變遲, 膈內拒痛, 胃中空虛 客氣動膈, 短氣躁煩, 心中懊憹 陽氣內陷, 心下因硬 則爲結胸, 若不結胸, 但頭汗出 餘處無汗, 劑頸而還, 小便不利, 身必發黃也.

대황 · 망초 · 감수

극증(劇證)의 결흉(結胸)이 오하(誤下)에 기인하지 않고 열사(熱邪)와 수사(水邪)가 직접적으로 흉부에 결실(結實)하여 발생하는 경우로, 맥(脈)은 침(沈)을 주로하되 긴(緊)을 겸하고, 심하(心下)에 통증이 있으며 이것을 손으로 눌러 보면 돌처럼 딱딱하다.

열결(熱結)이 리부(裏部)에 있는 경우는 외증(外證)이 마땅히 그쳐야 하는데 도리어 왕래한열(往來寒熱)한다. 이것은 열사(熱邪)로 인한 대시호탕증(大柴胡湯證)이다. 수사(水邪)와 열사(熱邪)가 합해져 막혀서, 외표(外表)로 발(發)하는 열상(熱狀)은 없고 복열(伏熱)이 훈증(薰蒸)하여 머리에만 땀이 나는 것은 대함흉탕(大陷胸湯)의 주치(主治)이다.

거듭하여 발한(發汗)하였는데 병이 풀리지 않아서 이것을 사하하여 내외의 진액(津液)을 다 몰아내어 대변을 보지 못한것이 5~6일이 된다. 내열(內熱)을 일으켜 갈증이 나고, 저녁 무렵에 약간 조열(潮熱)이 있고, 심흉부에 열결(熱結)하여 심하(心下)에서 소복(少腹)까지 딱딱하게 그득해지는 것은 대함흉탕(大陷胸湯)의 주치(主治). 이것은 결흉(結胸)이 극(極)에 달하여 양명(陽明)에 이를 수 있는 경우이다.

황련 · 반하 · 과루실

심하정중(心下正中)을 손으로 누르면 통증이 있고 누르지 않으면 통증이 없으며, 맥부활(脈浮滑)하고 침긴(沈緊)은 아니다. 이것은 결흉(結胸)과 비슷하지만 아직 열실(熱實)에 이르지는 않은 것으로 그 증(證)도 대부분 가볍고 쉽다. 완이경소(緩易輕小)한 결흉(結胸)을 소결흉(小結胸)이라고 부르니, 소함흉탕(小陷胸湯)의 주치이다.

99. 傷寒 五六日 中風 … 小柴胡湯主之. 141. 大陷胸湯.

142. 大陷胸湯. — 傷寒六七日, 結胸熱實, 脈沈而緊, 心下痛, 按之石硬者,

143. 與大柴胡湯. — 傷寒十餘日, 熱結在裏, 復往來寒熱者,
大陷胸湯. — 但結胸, 無大熱者, 此爲水結在胸脇也, 但頭微汗出者,

141. 太陽病, 脈浮而動數 … 大陷胸湯主之.

144. 大陷胸湯. — 太陽病, 重發汗, 而復下之, 不大便五六日, 舌上燥而渴, 日晡所小有潮熱, 從心下至少腹 硬滿而痛 不可近者,

145. 小陷胸湯. — 小結胸, 病正在心下, 按之則痛, 脈浮滑者,

문합

손법(潠法)과 관법(灌法)의 오치(誤治)로 갈증이 나는 것은 문합산과 오령산의 주치(主治)이다.

길경 · 파두 · 패모

수한(水寒)의 기(氣)가 체내에 엄습하면 단기(短氣), 번조(煩躁), 격내거통(膈內拒痛)한다. 신열(身熱), 번갈(煩渴) 등이 없으면 수한(水寒)이 흉격(胸膈)에 간혀 울(鬱)한 한실결흉(寒實結胸)으로 백산(白散)의 주치(主治)이다.

3. 부인의 병인 열입혈실(熱入血室)의 변화를 예로 들어 소시호탕(小柴胡湯)으로 어떻게 치료가 되는지를 밝히고 있다.

표증(表證)이 있는데 우연히 월경이 그 시기가 아닌데도 시작한다. 시작한 후 점차 시간이 지나면서 표사(表邪)가 잠복하여 맥지(脈遲), 신량(身凉)이 되어 결흉(結胸)이 되지 않고 흉협하만(胸脇下滿), 섬어(譫語)하는 것은 이것의 변증(變證)으로 열(熱)이 혈(血) 속으로 들어간 것이다.

7~8일 이후 계속해서 때때로 한열왕래(寒熱往來)의 발작이 있고, 월경이 시기가 되었는데도 시작하지 않는 것은 표사(表邪)가 혈중(血中)에 맺힌 까닭이다. 이러한 혈열(血熱)을 소시호탕(小柴胡湯)으로 풀어준다.

월경이 갑자기 시작하고, 정신이 낮에는 명료하고 밤이 되면 환각 증상이 있는 경우는 중증(重症)이다. 이것은 양명위실(陽明胃實)의 증과 비슷하나 혈열(血熱)로 말미암아 발생하는 것으로, 승기탕(承氣湯)을 주어서는 안 되고 시호탕(柴胡湯)의 주치이다.

142. 結胸熱實 … 大陷胸湯主之.

148. 服文蛤散. 若不差者. 與五苓散. — 病在陽, 應以汗解之, 反以冷水潠之若灌之, 其熱被劫 不得去, 彌更益煩 肉上粟起, 意欲飮水反不渴者,

與三物白散. — 寒實結胸 無熱證者,

結胸의 諸證

150. 此爲熱入血室也. — 婦人中風, 發熱惡寒, 經水適來, 得之七八日, 熱除而脈遲 身涼, 胸脇下滿, 如結胸狀, 譫語者,

151. 小柴胡湯. — 婦人中風, 七八日 續得寒熱, 發作有時, 經水適斷者, 此爲熱入血室 其血必結, 故使如瘧狀 發作有時,

152. 宜小柴胡湯. — 婦人傷寒, 發熱, 經水適來, 晝日明了, 暮則譫語如見鬼狀者, 此爲熱入血室, 無犯胃氣, 必自愈.

4. 결흉(結胸)과 유사한 경우를 예로 들어 앞의 장에서는 소시호탕증(小柴胡湯證)과 계지탕증(桂枝湯證)을 겸하여 치료할 수 있는 경우를 예로 들고, 뒤의 장에서는 소시호탕증(小柴胡湯證)의 변증으로 허(虛)의 양상을 띠는 경우를 논한다.

계지 · 황금 · 인삼 · 감초 · 반하 · 작약 · 대추 · 생강 · 시호

발열(發熱)하고 약간 오한(惡寒)하며, 지절번동(支節煩疼)의 외증(外證)과 미구(微嘔), 심하지결(心下支結)의 소양증(少陽證)이 서로 겸하여 발생하는 경우는 쌍해법(雙解法)에 의해 시호계지탕(柴胡桂枝湯)으로 치료한다.

시호 · 계지 · 건강 · 과루근 · 황금 · 모려 · 감초

한법(汗法)과 하법(下法)으로 인해 양(陽)이 허(虛)해지고 진액(津液)을 잃어, 흉협고만(胸脇苦滿)이 심하지 않고, 소변불리(小便不利)하고, 갈증이 나고, 기역상충(氣逆上衝)하여 머리에 땀이 나고, 왕래한열(往來寒熱)하고 심번(心煩)하는 경우는 소양(少陽)의 증으로 본방(本方)의 주치(主治)이다.

5. 첫 장에 주로 심하비(心下痞)에 대해 논하고, 그 다음에 흉협(胸脇)의 연통(攣痛), 심하비(心下痞)의 완증, 대음(帶陰)의 증, 심하비(心下痞)의 유증(類證), 심하비경(心下痞硬)하고 애기(噫氣)하는 증, 심하비경(心下痞硬)하고 심번(心煩)하는 증, 심하비경(心下痞硬)하고 활리(滑痢)가 그치지 않는 증(證)을 논하며, 장의 마지막에는 심하비경(心下痞硬)하나 애기(噫氣)가 없는 증(證)을 논한다.

토하고 발열(發熱)이 있어 시호증(柴胡證)을 갖춘 경우에 승기탕류(承氣湯類)를 주어 사하(瀉下)시켰는데, 시호증(柴胡證)이 여전히 남아 있는 경우에는 시호탕(柴胡湯)을 주면 명현(瞑眩)하면서 체내의 열을 증발시켜 병을 풀어준다. 이것에 하법(下法)을 사용하여 심하만경통(心下滿硬痛)하는 것은 결흉(結胸)이다.

반하 · 황금 · 건강 · 인삼 · 황련 · 대추 · 감초

심하(心下)가 그득하고 통증이 없는 경우는 심하비색(心下痞塞)의 증(證)으로 시호탕(柴胡湯)은 아니고 반하사심탕(半夏瀉心湯)의 주치(主治)이다.

99. 傷寒 五六日 中風 … 小柴胡湯主之.
142. 傷寒六七日, 結胸熱實 … 大陷胸湯主之.

153. 柴胡桂枝湯. — 傷寒 六七日, 發熱 微惡寒, 支節煩疼, 微嘔, 心下支結, 外證未去者,

154. 柴胡桂枝乾薑湯. — 傷寒 五六日, 已發汗 而復下之, 胸脇滿 微結, 小便不利, 渴而不嘔, 但頭汗出, 往來寒熱 心煩者, 此爲未解也,

99. 傷寒 五六日 中風 … 小柴胡湯主之.

156. 復與柴胡湯. — 傷寒 五六日, 嘔而發熱者, 柴胡證具也, 而以他藥下之, 柴胡證仍在者, 此雖已下之 不爲逆, 必蒸蒸而振 卻發熱汗出而解.
大陷胸湯. — 若心下滿而硬痛者, 此爲結胸也,

宜半夏瀉心湯. — 但滿而不痛者, 此爲痞, 柴胡不中與之,

원화 · 감수 · 대극 · 대추

원래 그 병이 완이(緩易)했던 사람이 이제 수기(水氣)가 격동하여 하리구역(下利嘔逆)한다. 먼저 표(表)를 풀어준 후, 수기(水氣)가 심하(心下)에 맺혀서 연통(攣痛)하고 단기(短氣)하는 경우는 십조탕(十棗湯)의 주치이다.

대황 · 황련

심하(心下)를 누르면 경만(硬滿)은 아니지만 비유(痞濡)한 경우는 사열(邪熱)이 심하(心下)에 모인 것이니, 맥(脈)이 오히려 얕게 부(浮)한 경우는 이 탕제를 베주머니에 싸서 뜨거운 물에 흔들어 우려내어 복용하여 없앤다.

대황 · 황련 · 황금 · 부자

심하비(心下痞)하고, 표사(表邪)가 아닌 대음(帶陰)의 증으로 오한(惡寒)이 나고 냉한(冷汗)이 있는 경우에는 쌍해법(雙解法)으로 부자사심탕(附子瀉心湯)의 약제를 베주머니에 싸서 뜨거운 물에 흔들어 우려내어 복용한다.

심하비(心下痞)에 사심탕(瀉心湯)을 주었지만 풀리지 않는다. 이것은 비슷하면서도 다른 수기(水氣)의 변동에 의한 것으로, 오령산(五苓散)을 주면 심하비(心下痞)는 물론 구조갈(口燥渴)이나 소변불리(小便不利)도 저절로 낫는다.

74. 中風, 發熱, 六七日不解 而煩, 有表裏證, … 五苓散主之.

159. 十棗湯. — 太陽中風, 下利 嘔逆, 表解者 乃可攻之, 其人漐漐汗出 發作有時 頭痛,
心下痞 硬滿 引脇下痛, 乾嘔 短氣, 汗出 不惡寒者,
此表解 裏未和也,

161. 大黃黃連瀉心湯. — 心下痞, 按之濡, 其脈浮者,

162. 附子瀉心湯. — 心下痞, 而復惡寒 汗出者,

156. 傷寒 五六日, … 而以他藥下之, …

163. 五苓散. — 本以下之故心下痞, 與瀉心湯 痞不解, 其人渴而口燥煩, 小便不利者,

생강 · 감초 · 인삼 · 건강 · 황금 · 반하 · 황련 · 대추

땀이 나서 표증(表證)은 풀리고 발열(發熱)의 기세는 없어졌지만, 소화 기능이 쇠약해져 음식물이 정체하고, 심하(心下)가 딱딱하여 트림이 나오고, 위내정수(胃內停水)가 있어 음식이나 수음(水飮)이 아래로 몰려 복중뇌명(腹中雷鳴)하고 결국은 하리(下利)하는 경우는 본방(本方)의 주치(主治)이다.

감초 · 황금 · 건강 · 반하 · 대추 · 황련 · 인삼

표증(表證)이 아직 사라지지 않은 경우는 이것을 사하시켜서는 안 된다. 이것을 사하(瀉下)하면 돌연 위기(胃氣)를 손상하여 하리(下利)를 하루에 수십 번이나 하게 된다. 소화가 안 된 대변을 빈번하게 설사하고 복명(腹鳴)을 발하며, 허기상역(虛氣上逆)하여 심하비경(心下痞硬)이 나타나고, 급박하게 심번(心煩)이 심한 경우는 본방(本方)의 주치이다.

적석지 · 우여량

대시호탕(大柴胡湯) 등을 주어 하리(下利)가 멈추지 않고, 그 결과 심하비경(心下痞硬)한다. 만약 감초사심탕(甘草瀉心湯)을 주면 하리(下利)는 치유되나 심하비경은 오히려 멈추지 않는다. 만약 승기탕류(承氣湯類)를 주어 다시 오치(誤治)를 거듭하면, 이중탕(理中湯)을 주어도 하리(下利)는 더욱 심해진다. 이 때는 소변을 원활하게 하여 설리활탈(泄痢滑脫)을 고삽(固澁)하여 하초(下焦)에 작용하는 본방(本方)이 등장할 차례이다.

156. 傷寒 五六日, … 卻發熱汗出而解, 復與柴胡湯.

164. **生薑瀉心湯**. — 傷寒 汗出解之後, 胃中不和, 心下痞硬, 乾噫食臭, 脇下有水氣, 腹中雷鳴, 下利者,

99. 傷寒 五六日 中風 … 小柴胡湯主之.

165. **甘草瀉心湯**. — 傷寒 中風, 醫反下之, 其人下利 日數十行, 穀不化, 腹中雷鳴, 心下痞硬而滿, 乾嘔 心煩 不得安, 醫見心下痞 謂病不盡 復下之 其痞益甚.

166. **赤石脂禹餘糧湯**. — 傷寒, 服湯藥 下利不止, 心下痞硬, 服瀉心湯已, 復以他藥下之 利不止 醫以理中與之 利益甚,

선복화 · 인삼 · 생강 · 반하 · 대자석 · 대추 · 감초

생강사심탕(生薑瀉心湯)을 복용하고 한열(寒熱)의 증후(候)는 없지만, 병은 더욱 한층 진행하고 허증의 양상(虛狀)이 더해져 허기상역(虛氣上逆)하고, 심하비경(心下痞硬)하고, 축수(蓄水)가 심하(心下)에서 격동해 트림이 심해지고, 하리(下利)가 없는 경우는 본방(本方)의 주치이다.

164. 傷寒 汗出解之後, 胃中不和, 心下痞硬, 乾噫食臭, … 生薑瀉心湯主之.

168. **旋覆代赭石湯.** — 傷寒, 發汗 若吐 若下, 解後, 心下痞硬 噫氣不除者,

6. 앞의 장에서는 겸치법(兼治法)을 논하고, 뒷장에서는 분치법(分治法)을 논한다.

계지 · 감초 · 백출 · 인삼 · 건강

오하(誤下)에 의해 내(內)의 리한(裏寒)이 외(外)의 열사(熱邪)를 품게 되어, 하리(下利)가 그치지 않고, 심하(心下)는 허비(虛痞)하며, 표증(表證)은 풀리지 않은 경우를 표(表)와 리(裏)를 함께 풀어주는 표리쌍해법(表裏雙解法)으로 치료한다. 본방(本方)은 허사(虛邪), 갈근황련황금탕(葛根黃連黃芩湯)은 실사(實邪)이다.

사하(瀉下)한 후, 그리고 발한(發汗)한 후에도 표증(表證)이 오히려 남아 있는 경우는 계지탕(桂枝湯)이 작용하는 경우이고, 사하(瀉下)한 후 심하비(心下痞)하는 경우는 대황황련사심탕(大黃黃連瀉心湯)이 작용하는 경우이다. 그 증상이 서로 섞이지만, 서로 겸(兼)하지 않는 경우는 나누어 치료(分治)하니, 표증을 먼저 치료하고 리증을 나중에 치료하는 선표후리법(先表後裏法)에 따른다.

7. 하법(下法)과 토법(吐法)을 논한다.

땀이 났는데 병이 풀리지 않고 깊게 진행되어, 발열(發熱)하고 오한(惡寒)은 없으며, 심하비경(心下痞硬)하고, 흉중(胸中)에 병이 결실(結實)하지 않아 상(上)으로 구토(嘔吐)하고, 하(下)로 하리(下利)하는 것은 대시호탕(大柴胡湯)의 주치이다. 반하사심탕(半夏瀉心湯)에는 발열(發熱)이 없고, 이것에는 발열(發熱)이 있다. 즉 삼사심탕(三瀉心湯)이 한층 심해진 것이 본 방증(方證)이다.

과체 · 적소두 · 향시

기(氣)의 상충(上衝)이 있고, 심하(心下)는 몹시 비경(痞硬)하여 숨도 쉬지 못할 것 같은 것은 수사(水邪), 식독(食毒), 그 밖의 사독(邪毒)이 흉중(胸中)으로 들어가 막혀 가슴이 답답한 경우로 토하게 하는 것이 좋다.

141. 太陽病, 脈浮而動數 …

156. 半夏瀉心湯 164. 生薑瀉心湯 165. 甘草瀉心湯

170. **桂枝人蔘湯**. — 太陽病, 外證未除, 而數下之, 遂協熱而利, 利下不止, 心下痞硬, 表裏不解者,

164. 傷寒 汗出解之後, … 生薑瀉心湯主之.

171. **解表, 宜桂枝湯**. — 傷寒, 大下後, 復發汗, 心下痞, 惡寒者 表未解也, 不可攻痞 當先解表 表解 乃可攻痞,

攻痞, 宜大黃黃連瀉心湯.

156. 傷寒 五六日, 嘔而發熱者, … 復與柴胡湯, … 必蒸蒸而振 卻發熱汗出而解.

172. **大柴胡湯**. — 傷寒, 發熱, 汗出不解, 心下痞硬, 嘔吐 而下利者,

173. **宜瓜蔕散**. — 病, 如桂枝證, 頭不痛 項不强, 脈微浮, 胸中痞硬, 氣上衝咽喉 不得息者, 此爲胸有寒也, 當吐之,

8. 앞의 2장은 백호가인삼탕(白虎加人蔘湯)의 주치(主治)를 논하고, 뒤 1장은 그 본문을 분명히 한다.

리열(裏熱)이 심하고, 그 열기(熱氣)가 외(外)에 도달하여 은근히 미미한 오풍(惡風)의 느낌이 있고, 또한 진액망실(津液亡失)하여 설상(舌上)은 건조하고 매우 갈(渴)하여 물을 탐(貪)하는 경우는 본방(本方)의 주치(主治)이다. 본방증(本方證)은 양명(陽明)의 입구이다.

대개 표부(表部)에는 흡흡(翕翕)한 발열(發熱)이 없고, 리(裏)에 복열(伏熱)이 심하고, 또한 진액(津液)이 흠핍(欠乏)하여 번갈(煩渴)하고, 심번(心煩)하고, 배부(背部)에 은근히 미미한 오한(惡寒)을 느끼는 경우는 열궐(熱厥)이 가벼운 경우로 백호가인삼탕(白虎加人蔘湯)의 주치(主治)이다.

마황탕증(麻黃湯證)과 같이 표증(表證)이 있는 경우에 백호탕(白虎湯)을 주면 안 된다. 앞의 2장에 오풍(惡風) 또는 미오한(微惡寒)이라고 하는 것은 리열(裏熱)이 훈증(熏蒸)한 것으로 표증(表證)은 없다. 리열(裏熱)이 왕성하여 갈(渴)하는 경우는 본방(本方)의 주치(主治)이다. 백호탕(白虎湯)과 가인삼탕(加人蔘湯)은 구갈(口渴)과 갈음(渴飮)이 심한 차이이다.

9. 앞의 장은 자하리(自下利)하는 경우 및 그 구(嘔)를 발(發)하는 경우를 논하고, 뒤 장은 복통(腹痛)하고, 구토하려 하는 경우를 논한다.

황금 · 감초 · 작약 · 대추 · 반하 · 생강

사열(邪熱)이 소양(少陽)보다 더욱 안쪽으로 치달아 자하리(自下利)하고, 그 기세를 표(表)에 미쳐서 발열(發熱), 두통(頭痛)이 있는 것은 소양(少陽)을 본위(本位)로 하고 동시에 태양(太陽)에 미치는 합병(合病)으로 황금탕(黃芩湯)의 주치(主治)인데, 또한 토하는 경우에는 반하(半夏) · 생강(生薑)을 더한다.

172. 傷寒, 發熱, 汗出不解, … 大柴胡湯主之.

143. 傷寒十餘日, 熱結在裏, … 大陷胸湯主之.

175. 白虎加人蔘湯. — 傷寒, 若吐 若下後, 七八日不解, 熱結在裏, 表裏俱熱, 時時惡風, 大渴, 舌上乾燥而煩, 欲飮水數升者,

176. 白虎加人蔘湯. — 傷寒, 無大熱, 口燥 渴, 心煩, 背微惡寒者,

177. 白虎加人蔘湯主之. — 傷寒, 脈浮 發熱 無汗, 其表不解者 不可與白虎湯, 渴欲飮水 無表證者,

32. 太陽與陽明合病者, 必自下利, 葛根湯主之.

33. 不下利, 但嘔者, 葛根加半夏湯主之.

179. 與黃芩湯. — 太陽與少陽合病, 自下利者,

黃芩加半夏生薑湯. — 若嘔者,

황련 · 감초 · 건강 · 계지 · 인삼 · 반하 · 대추

흉중(胸中)에 소양(少陽)의 열이 있다. 복중(腹中)에 실사(實邪)가 있고 한열이 서로 부딪히고(寒熱相激), 구토하려 하고, 복통(腹痛)이 있는 경우는 본방(本方)의 주치(主治)이다. 반하사심탕증(半夏瀉心湯證)에 하리(下利)하지 않고 흉중(胸中)에 열이 있는 경우이다.

10. 모두 풍습상박(風濕相搏)하는 증(證)을 논하는데, 앞의 장에는 그 완이(緩易)한 경우를 예로 들고, 뒷장에서는 심하고 극렬(深劇)한 경우를 예로 든다.

계지 · 부자 · 생강 · 감초 · 대추

풍열(風熱)과 습사(濕邪)가 서로 치달아서 신체가 동번(身體疼煩)하여 타인의 도움을 받지 않으면 자유롭지 못하고, 표증(表證)이 있는데 습사(濕邪)가 자못 많으면서 태양(太陽)의 리허(裏虛)를 겸한 경우에는 쌍해(雙解)의 치법(治法)에 의해 본방(本方)으로 치료한다.

백출 · 부자 · 감초 · 생강 · 대추

원래 계지부자탕증(桂枝附子湯證)은 대변연(大便軟)하여 소변불리(小便不利)한다. 지금 소변자리(小便自利)하는 것은 내(內)의 진액(津液)이 건조한 것으로 대변경(大便硬)하게 된다. 땀을 발산하는 계지(桂枝)를 거(去)하여 내(內)의 건조를 막고, 백출(白朮)을 더해 소변의 원활함을 조정한다. 이것은 금궤(金匱)의 백출부자탕(白朮附子湯)이다.

감초 · 부자 · 백출 · 계지

사지골절(四肢骨節)의 통증이 심하고, 힘줄이 새끼줄처럼 단단히 꼬이고 아파서 굴신(屈伸)을 할 수 없는 증상이 나타나 손으로 흔들어도 두려워하여 위축되어(畏縮) 점점 통증이 심해지고, 고통스럽게 한출(苦汗出)하며, 단기(短氣)하고 소변불리(小便不利)하고 오한(惡寒)하는 경우는, 표(表)는 열(熱)하고 리(裏)는 허(虛)한 상태(表熱裏虛)에 수기(水氣)가 서로 섞인 경우로 본법의 주치(主治)이다.

164. 傷寒 汗出解之後, 胃中不和, … 生薑瀉心湯主之.

179. 太陽與少陽合病, 自下利者, …

180. 黃連湯. — 傷寒, 胸中有熱 胃中有邪氣, 腹中痛 欲嘔吐者,

112. 傷寒, 八九日, … 柴胡加龍骨牡蠣湯主之.

181. 桂枝附子湯. — 傷寒八九日, 風濕相搏, 身體疼煩, 不能自轉側, 不嘔 不渴, 脈浮虛而濇者,

去桂枝加白朮湯. — 若其人大便硬, 小便自利者,

182. 甘草附子湯. — 風濕相搏, 骨節煩疼, 掣痛 不得屈伸, 近之則痛劇, 汗出 短氣, 小便不利, 惡風 不欲去衣, 或身微腫者,

11. 앞의 장에는 부활(浮滑)한 맥(脈)을 들어 실증(實證)을 논하고, 뒤 장에는 결대(結代)의 맥(脈)을 들어 허증(虛證)을 논하여 두 증(證)을 대비(對比)한다.

지모 · 석고 · 감초 · 갱미

맥부(脈浮)는 병세가 발양(病勢發揚)하는 징후(候)이고, 활(滑)은 열사(熱邪)가 리(裏)에 맺혀 움직임이 왕성(旺盛)한 징후이다. 맥부활(脈浮滑)한 본 방증(方證)은 리(裏)에 사열(邪熱)이 있어 사열(邪熱)이 표(表)에 발양(發揚)하고 리열(裏熱)이 풀어지지 못한 증후(候)로, 본방(本方)은 표해(表解)한 후 리열(裏熱), 번갈(煩渴)하는 것을 청해(清解)한다.

감초 · 생강 · 계지 · 인삼 · 지황 · 아교 · 맥문동 · 마자인 · 대추 · 고주

맥결대(脈結代)하고 심동계(心動悸)하여 스스로는 안정되지 못하는 것은, 기혈허(氣血虛)하여 허기(虛氣)가 리(裏)에 미치고 심하(心下)에 역동(逆動)하여 급박(急迫)하는 경우로 본방(本方)의 주치(主治). 소건중탕증(小建中湯證)은 심하계(心下悸)하고 번(煩)하며, 맥삽(脈澁), 복중급통(腹中急痛)하고 맥결대(脈結代)는 없다.

177. 傷寒, 脈浮 發熱 無汗, 其表不解者,

不可與白虎湯, ….

183. **白虎湯**. — 傷寒, 脈浮滑,

184. **炙甘草湯**. — 傷寒, 脈結代, 心動悸,

양명병
(陽明病)

양명병(陽明病)은 양증(陽證)의 극(極)으로 열기(熱氣)가 표리(表裏)에 넘쳐나고, 곧바로 리(裏)에서 결실(結實)한다. 따라서 위실(胃實), 복만(腹滿), 대변난(大便難), 불통(不通), 견경(堅硬), 조시(燥屎), 섬어(譫語), 오열(惡熱), 조열(潮熱), 즙연(濈然)하게 땀이 나는 등의 제증(諸症)을 보인다.

양명(陽明)의 외증(外證)은 신열(身熱)하고 자한출(自汗出)하고, 오한(惡寒)하지 않고 도리어 오열(惡熱)한다고 한다. 본편에서는 처음에 위실(胃實)인 경우를 예로 들고 이어서 사열(邪熱)이 이미 실(實)한 경우, 아직 실(實)하지 않은 경우, 혹은 표증(表證)이 아직 풀리지 않은 경우를 예로 들고, 그 밖에 변화한 증상(變證) 여러 장을 예로 든다. 양명병(陽明病)의 위실(胃實)이란 생리적으로 결실(結實)하여 병이 리(裏)에 왕성한 것이 원인으로 그 천심경중(淺深經重)은 반드시 대변의 변화로 나타난다. 즉, 대변을 보기 어려운 경우인 대변난(大便難), 대변을 볼 수 없는 불대변(不大便), 대변이 견경(堅硬)하더라도 아직 조시(燥屎)를 이루지 않은 경우인 대변경(大便硬), 그리고 조시(燥屎)의 순으로 얕은 것에서 깊은 것에 이른다. 대변자리(大便自利)는 대변난(大便難)의 정반대, 대변하리(大便下利)는 불대변(不大便)의 정반대, 대변당(大便溏)은 대변경(大便硬)의 정반대, 하리청곡(下利淸穀)은 조시(燥屎)가 있는 것과 정반대이다.

대개 상한론에 있어 태양병(太陽病) 다음으로 양명병(陽明病)을 드는 이유는 태양(太陽)·양명(陽明)의 2편에서 표리(表裏)의 구별을 명확히 하고 이후에 그 중간 위치(位)인 소양(少陽)이 있음을 나타내기 위함이다.

1. 양명병(陽明病)의 의의를 분명히 하여 본편의 대강(大綱)을 이룬다.

본편의 정강(定綱)으로, 양명(陽明)의 부위인 복리(腹裏)에 음식, 수분이 병세 때문에 건조해지고 결실(結實)한 증후(候)를 공하(攻下)하는 것으로 치료법을 삼는다.

2. 공하(攻下)에 대한 금기를 설명하여 본편의 전론(前論)으로 삼는다.

구(嘔)는 소양(少陽)의 한 가지 징후이다. 구(嘔)를 많이 하는 것은 소양(少陽)의 증으로 양명(陽明)보다 우세하므로, 양명(陽明)의 여러 증후가 있어도 바로 공하(攻下)해서는 안 된다.

복경만(腹硬滿)하는 경우는 마땅히 공하(攻下)해야 하나, 심하경만(心下硬滿)하는 경우는 병이 심하(心下)에 맺혀 아직 양명(陽明)의 부위까지는 이르지 않은 것이니 함부로 이것을 공하(攻下)해서는 안 된다.

3. 삼승기탕(三承氣湯)을 논한다.

스스로 토하(吐下)하지 않으려는 형세가 있어 토하(吐下)하지 않고, 리열(裏熱)이 울색(鬱塞)하여 심흉(心胸)에 급박(急迫)하여 심번(心煩)하는 경우는 본방(本方)을 주고 후증(後證)의 변화 여하를 살핀다. 구토하고 심번(心煩)하는 것은 시호의 증(柴胡證), 하리(下利)하고 심번(心煩)하는 것은 저령탕(猪苓湯)의 증(證)이다. 무릇 토하(吐下)한 후 심번(心煩)하는 것은 허번(虛煩)이다.

187. 陽明之爲病. 胃家實也.

212. 不可攻之. — 傷寒, 嘔多, 雖有陽明證,

213. 不可攻之. — 陽明病, 心下硬滿者,

130. … 先此時, 自極吐下者, 與調胃承氣湯.

215. 可與調胃承氣湯. — 陽明病, 不吐 不下, 心煩者,

대황 · 후박 · 지실 · 망초

병이 리(裏)로 진행하여 맥이 느리고, 비록 한출(汗出)하지만 오한(惡寒)하지 않고 몸이 무거운 것은 리증(裏證)이다. 단기(短氣)하고 복만(腹滿)하여 천(喘)하며, 조열(潮熱)이 있는 경우는 공하(攻下)해야 할 시기이다. 그리고 대변경(大便硬)이 되어 수족 모두 땀이 축축한 경우는 대승기탕(大承氣湯)의 치(治)이다. 본방(本方)은 조(燥)를 윤택하게 하고 딱딱함을 부드럽게 하여 복실만(腹實滿)을 사하(瀉下)한다.

외증(外證)이 아직 풀리지 않아서 땀이 많고 발열(發熱)하고 오한(惡寒)이 있으며 조열(潮熱)이 없는 경우는 병이 아직 리(裏)에 들어가지 않은 것이다. 삼승기탕(三承氣湯)을 주어서는 안 된다. 계지탕(桂枝湯)의 치(治)이다.

대황 · 후박 · 지실

복만(腹滿)이 심하고 대변불통(大便不通)하며, 조열(潮熱)이 없는 경우는 소승기탕(小承氣湯)을 주어 신중하게 대처해야 한다. 소승기탕(小承氣湯)은 대변이 단단해져 막힌 것(秘閉)을 융해(融解)하여 통하게 하고, 복만(腹滿)을 제거하여 위기(胃氣)를 조화롭게(和) 한다. 조위승기탕(調胃承氣湯)은 사열(邪熱)이 위에 울체(鬱滯)하여 진액이 건조(津液乾燥)하고 위기(胃氣)가 급박(急迫)하여 조화롭지 않은 것을 치료한다.

조열(潮熱)하고 대변이 미미하게 단단(硬)한 경우는 일견 소승기탕(小承氣湯)과 비슷하지만 대승기탕(大承氣湯)을 주는 것이 좋다. 그러나 조열(潮熱)이 있어도 대변이 미경(微硬)에 이르지 않은 경우는 대승기탕(大承氣湯)을 투여해서는 안 되고, 소승기탕(小承氣湯)을 조금 주어 배가 꾸물꾸물하여 방귀를 뀌려는 형세가 있는 경우는 대승기탕(大承氣湯)을 줘도 괜찮다. 방귀가 나오는 것은 조시(燥屎)의 징조(徵)이다.

215. 陽明病, 不吐 不下, 心煩者, 可與調胃承氣湯.

216. 大承氣湯. — 陽明病, 脈遲, 雖汗出 不惡寒者, 其身必重, 短氣 腹滿而喘, 有潮熱者 此外欲解 可攻裏也, 手足濈然而汗出者, 此大便已硬也,

未可與承氣湯. — 脈遲, 若汗多 微發熱 惡寒者, 外未解也, 其熱不潮,

勿令大泄下. — 若腹大滿 不通者, 可與小承氣湯 微和胃氣,

217. 不與之. — 陽明病, 潮熱 大便微硬者, 可與大承氣湯, 不硬者,

4. 우선 섬어(譫語)의 예를 보이고, 섬어(譫語)를 주로 하는 양명의 사후(死候) 두 종류를 논한다.

사열(邪熱)이 위장(胃腸)에 실(實)하면 난언망어(亂言妄語)하고 혼잣말을 한다. 이것이 섬어(譫語)이다. 정허(精虛)하면 같은 말을 힘없이 반복한다. 이것은 정성(鄭聲)이다.

정기혼모(精氣昏冒)하여 안구가 움직이지 않고, 사열(邪熱)이 심흉(心胸)으로 몰려 호흡 촉진이 심한 경우는 정기(正氣)가 사기(邪氣)를 이기지 못해 위독하다. 게다가 하리(下利)가 더해지면 구하기 어려운 상황에 이른다.

발한(發汗)하여 과다하게 땀이 나는 경우에 더욱 발한(發汗)시키면 외사(外邪)가 풀리지 않을 뿐만 아니라 진액(津液)이 탈실(脫失)되게 하고 양기(陽氣)를 잃게 하여, 결국 사열(邪熱)이 리(裏)에 실(實)하여져 섬어(譫語)하게 되니, 이것은 허후(虛候)이다. 맥이 단색(短澁)한 경우는 정기(精氣)가 허(虛)하여 병세를 이기지 못하여 위험하다. 맥후(脈候)가 위실(胃實)과 조화(調和)하여 홍대(洪大), 활삭(滑數)한 경우는 위실(胃實)과 하(下)하면 구할 수 있다.

5. 대승기탕(大承氣湯), 소승기탕(小承氣湯)의 치(治)를 논한다.

여러 치료를 거쳤지만 병은 풀리지 않고, 하법(下法)을 시행할 시기가 너무 늦어 조열(潮熱)하고, 정기(精氣)는 허(虛)하여져 섬어(譫語)하지 않고 자어(自語)하며, 공포의 상(狀)을 드러내고, 조열(潮熱)하면 사람의 식별이 불가능하고, 옷을 어루만지고 침구를 뒤적거리며, 경미하게 천(喘)하고, 시선을 움직이지 않는 것은 아주 위태한 중증(重症)으로 본방(本方)의 주치(主治)이다.

이 증(證)은 정허사실(精虛邪實)로 약제의 과복(過服)의 우려가 있다. 한 번 복용하여 효과가 있으면 연이은 복용은 멈춘다.

218. 夫實則譫語, 虛則鄭聲, 鄭聲 重語也.

219. 直視, 譫語 喘滿者死. 下利者亦死.

220. 發汗多, 若重發汗者, 亡其陽, 譫語, 脈短者死, 脈自和者不死.

175. 傷寒, 若吐, 若下後, … 白虎加人蔘湯主之.

216. 陽明病, 脈遲, … 大承氣湯主之.

221. **大承氣湯**. — 傷寒, 若吐 若下後 不解, 不大便 五六日上至十餘日, 日晡所發潮熱 不惡寒, 獨語 如見鬼狀, 若劇者發則不識人, 循衣摸牀 惕而不安, 微喘 直視,

— 若一服利 止後服.

이 증(證)은 사기(邪氣)가 실(實)하여 섬어(譫語)하는 경우와는 크게 다르니, 체질적으로 약해 땀이 많은 사람이 다한(多汗)으로 인하여 진액(津液)을 잃고 위중(胃中)이 건조하여 대변이 딱딱해진다. 대변경(大便硬)에 이르면 섬어(譫語)한다. 조열(潮熱)이 없기 때문에 소승기탕(小承氣湯)의 주치(主治)이다.

섬어(譫語)가 멈추면 복약을 멈춘다.

양명병(陽明病)으로 섬어(譫語)하고 조열(潮熱)을 발(發)하는 경우에 리(裏)에 결실(結實)하는 증일까 걱정될 때는 내열(內熱)이 맺혀 왕성하게 움직이는 활맥(滑脈)이지만, 병세 외(外)에 이른 질맥(疾脈)은 아직 조시(燥屎)에는 이르지 않은 것이다. 따라서 소승기탕(小承氣湯)의 치(治)이다. 본방(本方)을 주어 방귀가 나오는 경우는 더욱 주어도 괜찮지만, 방귀가 없는 경우는 병세가 아직 위(胃)에 이르지 않았기 때문에 더 주게 되면 그 이후의 시치(施治)에 어려움을 겪는다.

6. 합병(合病)과 병병(併病)을 예로 들어 합병(合病)에 속한 양명(陽明)의 주된 일증(一證)을 3장에서 논하고, 저령탕(猪苓湯)의 금기를 들어 위에 기록한 양증(陽證)과 대비한다.

이 합병(合病)은 양명(陽明)을 본위(本位)로 하여 그 세력을 태양(太陽), 소양(少陽)에 미치기 때문에 그 증(證)은 복잡하지만, 양명(陽明)이 본위로 아직 위실(胃實)에는 이르지 않는다. 복만(腹滿)하는 것도 실만(實滿)이 아니고, 사열이 흩어져서(邪熱散漫) 몸이 무겁고 전측(轉側)하기 어려운 것은 태양위(太陽位)의 극지(極地)이다. 소양위(少陽位)에 미치는 증(症)은 조갈(燥渴)의 중증(重證)인 구불인(口不仁), 그리고 면구(面垢)이다. 사열(邪熱)이 내(內)에 왕성하여 섬어(譫語)하고 유뇨(遺尿)한다. 그리고 복열(伏熱)의 훈증(薰蒸)에 의해 자한출(自汗出)하는 경우는 본방(本方)으로 리열(裏熱)을 해산(解散)한다.

잘못하여 태양위(太陽位)의 병으로 여겨 발한(發汗)하면 진액이 소모(津液消耗)되어 더욱 섬어(譫語)하게 된다. 또한 위실(胃實)로 취급하여 승기탕(承氣湯)으로 이것을 하(下)하면 위중(胃中)이 허(虛)하여져 역기(逆氣)가 상행(上行)하여 이마에 땀이 나고, 손과 발은 역기(逆氣) 때문에 궐냉(厥冷)해진다.

216. … 若汗多 微發熱 惡寒者, 外未解也, … 未可與承氣湯 …

222. 小承氣湯. — 陽明病, 其人多汗, 以津液外出 胃中燥 大便必硬,
硬則譫語,

— 若一服 譫語止 更莫復服.

223. 小承氣湯. — 陽明病, 譫語 發潮熱, 脈滑而疾者,

216. … 其身必重, 短氣 腹滿而喘, … 大承氣湯主之.

228. 白虎湯. — 三陽合病, 腹滿 身重, 難以轉側, 口不仁而面垢, 譫語
遺尿, 若自汗出者,

— 發汗則譫語, 下之則額上生汗 手足逆冷.

태양(太陽)으로 시작하여 양명(陽明)에 이르는데, 태양(太陽)이 오히려 풀리지 않는 것은 이양(二陽)의 병병(併病)이지만, 태양증(太陽證)이 멈추면 완전한 양명(陽明)이다. 만약 태양증(太陽證)이 멈추지 않는 경우에는 하(下)해서는 안 된다. 약간 발한(發汗)시켰는데 조열(潮熱)을 발(發)하고 수족(手足)에 한출(汗出)하고 대변난(大便難)이 있고 섬어(譫語)하는 경우는 본방(本方)으로 하(下)하고 경과를 지켜보는 것이 좋다.

48. 二陽併病, … 如此可小發汗.

228. 三陽合病, … 白虎湯主之.

↕ ↓

229. 宜大承氣湯. — 二陽併病, 太陽證罷, 但發潮熱 手足漐漐汗出 大便難而譫語者, 下之則愈,

태양표증(太陽表證)의 맥(脈), 소양(少陽)의 증(證), 양명위실(陽明胃實)의 요령(要領)이 동시에 발현하고 오열(惡熱)하는 경우는 양명(陽明)을 주로 하고 태양(太陽), 소양(少陽)에 그 기세를 미친 합병(合病)이다.
맥부긴(脈浮緊)을 목표로 하여 발한(發汗)하면 양명(陽明)의 기세를 증극(增劇)시켜 심란해지고 섬어(譫語)한다. 이것은 조위승기탕(調胃承氣湯)으로 치료한다.

억지로 발한(發汗)시키면 점점 더 조결(燥結)하여 공구경동(恐懼驚動)한다. 이것은 계지감초용골모려탕(桂枝甘草龍骨牡蠣湯)으로 치료한다.

오열(惡熱)을 주치증으로 보아 이것을 하(下)하였는데 심중오척(心中懊憹)이 생긴다. 그 병은 원래 양명(陽明)의 증(證)이므로 하(下)하면 큰 병증은 줄어들지만 이하 삼도〔(三道: 위중공허(胃中空虛), 객기동격(客氣動膈), 심중오척(心中懊憹)〕로 변화가 나타난다.

혀 위에 태(胎)를 나타내는 경우는 큰 세력이 제거되었어도 여사(餘邪)가 역(逆)하여 흉중(胸中)에 울(鬱)하여 본방증(本方證)이 나타난다.

갈(渴)하여 물을 마시려고 하며 입과 혀가 마르는 경우는 진액(津液)이 손모(損耗)하여 사열(邪熱)이 없어지지 않고 심하(心下)에 울결(鬱結)하여 내(內)로 몰리는 것이니 본방(本方)의 증(證)이다.

저령 · 복령 · 아교 · 활석 · 택사

사열(邪熱)이 하초(下焦)에 미쳐서 하초(下焦)의 기능이 장애되어 수기가 정체(水氣停滯)하여 맥부(脈浮), 발열(發熱), 갈(渴), 소변불리(小便不利)의 증(證)이 나타나는 경우는 저령탕(猪苓湯)의 치(治)이다.
하후(下後)의 변화 삼도(三道)에 있어 상초(上焦)에 치자시탕(梔子豉湯), 중초(中焦)에 백호가인삼탕(白虎加人蔘湯), 하초(下焦)에 저령탕(猪苓湯)을 논한다.

228. 三陽合病, 腹滿 身重, … 白虎湯主之.

230. 陽明病, 脈浮而緊, 咽燥 口苦, 腹滿而喘, 發熱 汗出 不惡寒 反惡熱 身重.

若發汗則躁 心憒憒 反譫語.

若加燒鍼 必怵惕 煩燥 不得眠.

若下之, 則胃中空虛 客氣動膈 心中懊憹.

梔子豉湯主之. — 舌上胎者,

231. **白虎加人蔘湯**. — 若渴欲飮水, 口乾舌燥者,

232. **猪苓湯**. — 若脈浮 發熱, 渴欲飮水 小便不利者,

양명병(陽明病)은 열기연만(熱氣延漫)하고 진액월출(津液越出)하여 땀이 많으며 위중(胃中)이 조갈(燥渴)하는 증(證)이다. 지금 땀이 많이 나와 갈(渴)하는 경우에는 소변불리(小便不利)의 증이 있어도 백호가인삼탕(白虎加人蔘湯)의 치(治)이다. 저령탕(猪苓湯)은 그 소변을 리(利)하여 결국 조(燥)하게 된다. 백호가인삼탕(白虎加人蔘湯)은 땀이 많아 갈(渴)하는 경우의 리열(裏熱)을 청해(淸解)하고, 저령탕(猪苓湯)은 내(內)를 자윤(滋潤)하고 소변을 리(利)하는 방법이다.

맥부(脈浮)는 표열(表熱)의 징후(候)이지만 지(遲)는 리한(裏寒)에 속한다. 표위(表位)에 잔여의 열(殘餘熱)이 있고, 리위(裏位)는 허한(虛寒)하여 하리(下利)하고 소화 안 된 곡식을 하설(下泄)하는 경우는, 정기(精氣)와 진액(津液)이 이미 쇠망(衰亡)하고 리한(裏寒)은 지극히 왕성한 것이다. 비록 표열(表熱)이 있어도 허열(虛熱)이니, 오로지 그 리한(裏寒)을 구해야 한다. 태양표열(太陽表熱)의 변화가 리실(裏實)인 경우는 대승기탕(大承氣湯)으로 이것을 하(下)한다. 표열(表熱)의 변화가 리한(裏寒)으로 돌아가면 사역탕(四逆湯)으로 이것을 따뜻하게 한다.

7. 양명(陽明)과 비슷하나 소양(少陽)을 벗어나지 못하는 경우를 예로 들어, 첫 장에 치자시탕증(梔子豉湯證)을 주로 논하고, 이어서 소시호탕(小柴胡湯)의 주치(主治)와 권용(權用)을 논한다.

양명병(陽明病)의 사열(邪熱)이 표리(表裏)에 있는 경우를 하(下)하여 표열(表熱)이 허(虛)를 타고 내함(內陷)하여 심하(心下)가 이로 인해 딱딱해지면 결흉(結胸)으로, 대함흉탕(大陷胸湯)의 주치(主治)이다. 그런데 외(外)에 열이 있어 수족이 따뜻한 경우는 열기(熱氣)가 표(表)로 발산하지 않고 또한 내함(內陷)하지도 않아서 심하연(心下軟)하고 결흉(結胸)하지 않는다. 본 방증(方證)은 하(下)함에 따라 큰 병세가 제거되었으나, 여열(餘熱)이 흉하(胸下)에 남아 있어 위중(胃中)이 공허(空虛)하고 심중오뇌(心中懊憹)하여 굶주렸음에도 먹지 않고, 심흉(心胸)에 울(鬱)한 여사(餘邪)가 상행(上行)하여 두한(頭汗)이 나온다. 대함흉탕(大陷胸湯), 인진호탕증(茵陳蒿湯證)도 모두 울(鬱)하여 상행(上行)하고 두한(頭汗)이 나온다. 계강탕증(桂薑湯證)에는 울열(鬱熱)은 없으나 이것을 하(下)함으로 인해 울체하고 상행한다.

233. 不可與猪苓湯. — 陽明病, 汗出多而渴者, 以汗多 胃中燥 猪苓湯 復利其小便故也.

216. 陽明病, 脈遲, … 大承氣湯主之.

234. 四逆湯. — 脈浮而遲, 表熱裏寒, 下利淸穀者,

230. 陽明病, 脈浮而緊, … 舌上胎者, 梔子豉湯主之.

237. 梔子豉湯. — 陽明病, 下之, 其外有熱 手足溫, 不結胸, 心中懊憹 饑不能食 但頭汗出者,

조열(潮熱)을 발하여 대변이 딱딱해지면 그 증(證)은 위실(胃實)로 이미 양명(陽明)에 이른 경우이다. 지금 대변이 당사(溏瀉)하고 소변도 또한 상태가 평소와 같고 변화가 없는 경우는 병세가 완이(緩易)하기 때문에 아직 리(裏)에 결실(結實)하지 않은 경우이다. 하물며 흉협만(胸脇滿)이 사라지지 않은 경우는 소양위(少陽位)에 있는 것이 분명하다. 소시호탕증(小柴胡湯證)으로 조열(潮熱)을 발(發)하여 대승기탕(大承氣湯)과 비슷한 것이 본장이다.

흉하경만(胸下硬滿)은 흉협만(胸脇滿)보다 약간 무겁고, 불대변(不大便)은 대변당(大便溏)보다 무겁다. 이것은 사기(邪氣)가 흉협(胸脇)에 계류(稽留)하여 폐색(閉塞)하기 때문이다. 혹 위실(胃實)에 이른 의심의 여지가 있으나 위실(胃實)은 황태(黃胎)이다. 지금 백태(白胎)로 보아 오히려 소양(少陽)이라는 것이 분명하다. 소시호탕(小柴胡湯)을 주어 증(證)의 변화 여부를 관찰한다.

본방을 복용 후 흉협(胸脇)의 폐색(閉塞)이 소통되면 구토가 멈추고, 장내(腸內)가 윤택해지면 대변이 통하여 위기(胃氣)가 조화(調和)된다. 또한 명현(瞑眩)으로 한출(汗出)하면서 풀린다.
소시호탕증(小柴胡湯證)이 무거운 경우에도 심하급(心下急)의 징후(候)가 없으면 대시호탕(大柴胡湯)을 주지 않는다.

8. 양명(陽明)의 리실(裏實)과 비슷하면서도 다른경우를 예로 들고, 이어서 두 장에서는 양명(陽明)과 비슷하지만 아직 표위(表位)를 벗어나지 않는 경중이증(輕重二證)을 예로 들어 각각 계지탕(桂枝湯), 마황탕(麻黃湯)의 치(治)를 분명히 하여, 표증(表證)이 풀리지 않은 한 국면으로 끝맺는다.

봉밀(蜜煎導)

사기(邪氣)가 이미 풀리고, 진액(津液)이 땀과 소변으로 나뉘어 탈출(液分脫出)하여 진액(津液)이 말라 고갈되고, 특히 대장(大腸)의 아래 입구(下口)가 건조하여 대변이 나오지 않는 경우는 본 처방의 주치(主治)이다. 열이 왕성하여 조시(燥屎)가 있으나 아직 장(腸)의 하제(下際)로 몰리지 않고, 전혀 대변을 보지 않는 경우는 공하제(攻下劑)를 적용한다.

217. 陽明病, 潮熱 大便微硬者, 可與大承氣湯, 不硬者, 不與之.

238. 小柴胡湯. — 陽明病, 發潮熱, 大便溏 小便自可, 胸脇滿不去者,

239. 可與小柴胡湯. — 陽明病, 脇下硬滿, 不大便而嘔, 舌上白胎者,

上焦得通 津液得下, 胃氣因和, 身濈然而汗出解也.

222. 陽明病, 其人多汗, … 小承氣湯主之.

241. 宜蜜煎導而通之. — 陽明病, 自汗出 若發汗 小便自利者, 此爲津液內竭, 雖硬不可攻之, 當須自欲大便,

양명병(陽明病)과 비슷하지만 맥이 부지(浮遲)하고, 많은 땀이 나오고, 발열(發熱)이 미세하고 오한(惡寒)하는 경우 그 증(證)은 오히려 태양(太陽)에 존재한다. 표증(表證)은 계지탕(桂枝湯)으로 가볍게 발한(發汗)하는 것이 좋다.

양명병(陽明病)과 비슷하지만 앞의 장보다 무겁고, 울폐(鬱閉)가 심하여 맥부긴(脈浮緊)하니, 땀이 나지 않으면 진액(津液)이 외부로 발설되지 못해 사열(邪熱)이 리(裏)로 몰리고, 수열(水熱)이 서로 박격(博擊)하여 천(喘)을 발(發)한다. 마황탕(麻黃湯)을 투여해 본다.

9. 앞의 장에서 어열(瘀熱)의 증(證)을 논하고, 뒤의 장에서 어혈(瘀血)의 증(證)을 논한다.

인진 · 치자 · 대황

양명병(陽明病)으로 열기(熱氣)가 통과발산(通過發散)하는 경우는 발황(發黃)에는 이르지 않는다. 목에서부터 상부에만 땀이 나고, 수기(水氣)가 유체(留滯)하여 소변불리(小便不利)하고 음료를 빈번하게 열렬히 원하는 것은 사열(邪熱)이 리(裏)에 옹체(壅滯)한 경우로 반드시 발황(發黃)한다. 백호가인삼탕(白虎加人蔘湯)은 한출(汗出)로 갈(渴)하고, 대승기탕(大承氣湯)은 땀을 많이 흘리지만 갈(渴)하지 않고 조시(燥屎)가 있다. 이 이증(二證)은 모두 열월(熱越)하기 때문에 발황(發黃)할 수 있다.

본방증(本方證)은 어혈(瘀血)에 기인하는 양명병(陽明病)이다. 건망(健忘)으로 이전에 했던 말과 지나간 일을 종종 잊는 경우는 광증(狂症)의 변(變)으로, 혈(血)이 축적되어 내려오지 않기 때문이다. 혈증(血證)의 대변은 변 속에 혈액이 섞여 있어 대변은 단단해도 통하기 쉽고 그 색은 흑색으로 점조하기가 옻칠액의 색과 같아 조시(燥屎)와는 근본적으로 다르다. 축혈(畜血)은 저당탕(抵當湯)으로 하(下)하여야 한다.

216. 陽明病, 脈遲, 雖汗出, 不惡寒者, … 大承氣湯主之.

242. 宜桂枝湯. — 陽明病, 脈遲, 汗出多 微惡寒者, 表未解也, 可發汗,

243. 宜麻黃湯. — 陽明病, 脈浮, 無汗喘者, 發汗則愈,

141. 若不結胸, 但頭汗出, … 身必發黃也.

244. 茵蔯蒿湯. — 陽明病, 發熱 汗出 此爲熱越 不能發黃也. 但頭汗出, 身無汗 劑頸而還, 小便不利, 渴引水漿者, 此爲瘀熱在裏, 身必發黃,

245. 宜抵當湯下之. — 陽明證, 其人喜忘者, 必有畜血, 屎雖硬 大便反易 其色必黑,

10. 조시(燥屎)가 있는 경우의 여러 증을 예로 들어 그 임기응변의 처치를 논한다.

양명병(陽明病)으로 하(下)했지만 그 증(證)을 제거하지 못하고 심중오척(心中懊惕)하고 조시(燥屎)가 있는 경우는 실번(實煩)으로, 사하(瀉下)한 후라 하더라도 대승기탕(大承氣湯)으로 공하(攻下)해야 한다. 복미만(腹微滿)하고, 대변이 처음 나올 때는 딱딱하고 그 후에는 당사(溏瀉)하여 번(煩)에 이르는 경우는 허번(虛煩)으로 치자시탕(梔子豉湯)의 치(治)이다.

5, 6일 동안 대변을 보지 않고 배꼽의 주위에 때때로 통증이 있고 번조(煩躁)하는 것은 조시(燥屎)의 징조이니, 조시(燥屎)가 있기 때문에 대변이 나오지 않는다. 대승기탕(大承氣湯)을 투여해 본다.

열 때문에 고통스럽게 번조(煩躁)하는 경우는 리증(裏證)이 없으면 한출(汗出)하면 풀린다. 이것은 표증(裏證)이다. 시각을 정해 발열(發熱)하는 경우는 그 병이 이미 리(裏)에 미친 경우이다. 번열(煩熱)의 태양(太陽)과 양명(陽明)의 구별은 어렵다. 맥(脈)이 실(實)한 경우는 대승기탕(大承氣湯)을 투여해 보는 것이 좋고, 맥부허(脈浮虛)한 경우는 계지탕(桂枝湯)을 주는 것이 좋다. 표리(表裏)를 구별하기 위해 소변의 청탁(淸濁)과 맥으로 판별한다.

심하게 하(下)한 후 그 증(證)은 일단 사라졌지만, 그런데도 사하(瀉下)한 이후 6, 7일에 이르러 다시 불대변증(不大便證)이 나타나며 열번(熱煩)도 풀리지 않고, 배는 아프지 않은 곳이 없는 경우는 조시(燥屎)가 다하지 않고 오히려 그 기세를 드러내는 것으로, 다시 대승기탕(大承氣湯)으로 하(下)해야 한다.

237. 陽明病, 下之, … 梔子豉湯主之.

246. 宜大承氣湯. — 陽明病下之, 心中懊憹而煩, 胃中有燥屎者, 可攻,
腹微滿 初頭硬 後必溏, 不可攻之, 若有燥屎者,

247. 此有燥屎, 故使不大便也. — 病人, 不大便 五六日, 繞臍痛, 煩躁
發作有時者,

248. 宜下之. — 病人, 煩熱 汗出則解, 又如瘧狀, 日晡所發熱者, 屬陽
明也, 脈實者,

宜發汗. — 脈浮虛者,

— 下之 與大承氣湯 發汗 宜桂枝湯.

249. 宜大承氣湯. — 大下後, 六七日 不大便, 煩不解, 腹滿痛者 此有
燥屎也,

수기(水氣)가 하초(下焦)에 정체하여 소변불리(小便不利)하고, 이 수기(水氣)가 때때로 장(腸)을 윤택하게 하면 대변이 잠시 쉽게 배출되지만 그렇지 않을 때는 딱딱하다. 리열(裏熱)이 가끔 외(外)로 발현(發現)되면 유미(幽微)한 열이 되고, 리열(裏熱), 수기(水氣)가 서로 몰려 역행하면 천급혼모(喘急昏冒)하여 누워서 잠잘 수 없는 것은 모두 조시(燥屎)가 만들어내는 증상들로, 이것은 대승기탕(大承氣湯)으로 하(下)해야 한다. 그러나 본방증(本方證)은 더욱 맥후(脈候), 복후(腹候)를 상세히 살펴서 운용해야 한다.

11. 양명(陽明)의 속증(屬證)을 논하고, 그 허증(虛證)으로 오수유탕(吳茱萸湯), 실증(實證)으로 조위승기탕(調胃承氣湯)을 든다.

오수유 · 인삼 · 생강 · 대추

먹지 않으면 전혀 토할 기력이 없고, 먹게 되면 비로소 토하는 것은 허증(虛證)이다. 원래 위내(胃內)에 있는 한음(寒飮)과 이제 먹게 된 곡기(穀氣)가 서로 부딪혀서 발(發)하는 구(嘔)의 병위(病位)는 위(胃)이니, 소시호탕(小柴胡湯)의 흉협(胸脇)과는 다르다. 위(胃)를 양명(陽明)에 속하다고 말하지만 양명병(陽明病)은 아니니, 물론 하(下)해서는 안 된다.

오수유탕(吳茱萸湯)을 복용하여 구(嘔)가 도리어 심해진 경우는 흉협(胸脇)의 사열(邪熱)이 탕 때문에 격발되어 발생하는 소양(少陽)의 구(嘔)이다.

247. 病人, 不大便 五六日, 繞臍痛, …

250. 宜大承氣湯. — 病人, 小便不利, 大便乍難乍易, 時有微熱, 喘冒不能臥者, 有燥屎也,

239. 陽明病, 脇下硬滿, 不大便而嘔, … 可與小柴胡湯.

251. 吳茱萸湯. — 食穀欲嘔者, 屬陽明也,

— 得湯反劇者, 屬上焦也.

초기에 발한(發汗)법을 시행해도 병이 풀리지 않고 찌는 듯이(蒸蒸) 발열(發熱)하는 것은 양명(陽明)에 속하는 증(證)이다. 그러나 아직 조열(潮熱)에 이르지 않고, 또한 복만(腹滿), 조시(燥屎)도 없다. 이 증(證)은 열(熱)은 양명(陽明)을 갖추었지만 여증(餘證)은 갖추지 않은 조위승기탕증(調胃承氣湯證)이다.

토해야 할 증(證)이 있어 이것을 토하고 나서 그 흉중(胸中)의 증(證)은 일단 풀린다. 그 후에 사열(邪熱)이 바로 위(胃)에 실(實)해져서 복기(腹氣)가 울폐급박(鬱閉急迫)하여 갑자기 창만(脹滿)해진다. 본방(本方)에서 한때의 급증(急證)을 구하지 않으면 위악(危惡)의 증(證)을 나타내기에 이른다.

12. 병의 형태가 모두 완만한 것 같지만 실제로는 가장 급(急)한 경우를 논한다.

상한(傷寒) 6, 7일은 리(裏)에 들어가는 시기이지만, 이제 안중(眼中)이 청명(淸明)하지 않아서 물건을 봐도 분명히 구별하지 못하며, 외(外)로는 표증이 없고 내(內)로는 리증(裏證)이 없으며, 대변도 불통(不通)함에는 이르지 않고, 내(內)에 복열(伏熱)이 있는 경우는 위실(胃實)의 증으로, 완만하게 치료해서는 안 된다. 일시에 이것을 하(下)하여 그 위급함을 구해야 한다.

양명병(陽明病)으로 발열(發熱)하고 오한(惡寒)이 없고 땀이 많은 경우는 표부(表部)는 풀렸지만 사열(邪熱)이 위(胃)에 실(實)한 것이다. 앞의 장에서는 위기(胃氣)가 울폐(鬱閉)하고 표리(表裏)가 격절(隔絕)한 경우이고, 이 장은 진액(津液)이 왕성하게 빠져나오는 경우이지만, 위악(危惡)한 증(證)인 것은 동일하다.

16. 太陽病, 三日 已發汗, … 此爲壞病, … 隨證治之.

257. **調胃承氣湯.** — 太陽病, 三日發汗不解, 蒸蒸發熱者, 屬胃也,

221. 傷寒, 若吐 若下後 不解, … 大承氣湯主之.

258. **與調胃承氣湯.** — 傷寒, 吐後, 腹脹滿者,

142. 傷寒六七日, 結胸熱實, … 大陷胸湯主之.

261. **宜大承氣湯.** — 傷寒 六七日, 目中不了了, 睛不和, 無表裏證, 大便難, 身微熱者, 此爲實也, 急下之,

242. 陽明病, 脈遲, 汗出多 微惡寒者, 表未解也, … 宜桂枝湯.

262. **宜大承氣湯.** — 陽明病, 發熱 汗多者, 急下之,

발한(發汗)하였으나 병이 풀리지 않고 또한 복만통(腹滿痛)하는 것은 사열(邪熱)이 격렬한 일증(一證)으로 갑자기 조시(燥屎)가 맺혀 이루어지는 경우이다. 그 사기(邪氣)가 실(實)한 상태를 벗어나지 못하면 정기(精氣)가 탈(脫)하여 결국 위독하게 된다. 앞의 장은 밖으로 빠져나갈 우려가 있는 변화이고, 이 장은 내(內)로 맺힐 우려가 있는 변화이다.

13. 대승기탕(大承氣湯)의 효력이 아직 완전하지 않은 경우를 예로 들어 다시 하(下)해야 하는 것을 논하고, 이어서 숙식(宿食)으로 인하여 하리(下利)하는 경우를 예로 들어 그 숙식(宿食)을 하(下)해야 하는 것을 논한다.

이미 승기탕(承氣湯)을 투여했는데도 복통만 그치고 복만(腹滿)은 아직 그치지 않는다. 약간 누그러졌다고 보는 견해도 있지만 이것을 누그러졌다고 보기엔 부족하여 이에 다시 하(下)하고 양상을 관찰한다.

양명병(陽明病)은 사열(邪熱)이 리(裏)에 실(實)하여 복만(腹滿), 변비하고, 혹은 찌는 듯이 발열(蒸蒸發熱)하는 것을 정후(正候)로 삼는다. 그런데도 이제 병이 양명(陽明)에 있다 하더라도 하리(下利)한다. 그 맥(脈)은 병이 리(裏)에 왕성하며 열후(熱候)가 있는 활삭맥(滑數脈)이다. 이것은 열실(熱實)의 증(證)임이 분명하고, 그 하리(下利)는 정체한 음식물에 기인한다. 이것을 하(下)하면 시호증(柴胡證)도 동시에 풀린다.

243. 陽明病, 脈浮, 無汗喘者, 發汗則愈, 宜麻黃湯.

263. 宜大承氣湯. — 發汗不解, 腹滿痛者, 急下之,

264. 宜大承氣湯. — 腹滿不減, 減不足言, 當下之,

228. 三陽合病, 腹滿 身重, … 白虎湯主之.

265. 宜大承氣湯. — 陽明少陽合病, 必下利, 脈滑而數者, 有宿食也, 當下之,

14. 첫 장에 발황(發黃)의 중증(重證)을 들고, 다음에 경증(輕證)을 들고, 마지막 장에는 그 이증(異證)을 들어 각각의 치(治)를 논한다.

병이 리(裏)에 들어가는 시기에 발황(發黃)하는데, 그 색은 선황(鮮黃)이며, 수기(水氣)가 유체(留滯)하여 소변불리(小便不利)하고, 수기(水氣)와 열사(熱邪)가 리(裏)에 울체(鬱滯)하여 어열(瘀熱)이 리(裏)에 있는 증이 되고, 복미만(腹微滿)하는 경우는 인진호탕(茵蔯蒿湯)의 주치(主治)이다.

치자 · 감초 · 황백

발황(發黃)하고, 땀이 없으며, 오한(惡寒)하지 않고 발열(發熱)하는 경우는 표증(表證)이 아니니, 심흉(心胸)으로 몰린 사열(邪熱)과 기표(肌表)에 미친 열기(熱氣)를 풀고 진액(津液)이 훈증(薰蒸)된 황달(黃疸)을 풀어 주는 본방(本方)의 주치(主治)이다.

인진호탕(茵蔯蒿湯)은 내(內)에 어울(瘀鬱)하여 외(外)로 발열(發熱)이 없고, 게다가 소변불리(小便不利), 복만(腹滿)이 있다. 본방(本方)은 외(外)에 발열(發熱)이 있고, 머리에 미세하게 한출(汗出)하고, 소변리(小便利)하여 발황(發黃)은 다소 가볍다.

마황 · 적소두 · 연교 · 행인 · 대추 · 상백피 · 생강 · 감초

열사(熱邪)와 수사(水邪)가 함께 표(表)에서 막혀 리(裏)에 울체(鬱滯)하고 훈증되어 황색(黃色)을 발(發)하는 것은 본방(本方)의 주치(主治)이다.

261. 傷寒 六七日, 目中不了了, … 宜大承氣湯.

244. 陽明病, 發熱 汗出 … 茵蔯蒿湯主之.

269. 茵蔯蒿湯. — 傷寒, 七八日, 身黃如橘子色, 小便不利, 腹微滿者,

270. 梔子蘗皮湯. — 傷寒, 身黃 發熱者,

271. 麻黃連軺赤小豆湯. — 傷寒, 瘀熱在裏 身必發黃,

소양병
(少陽病)

병이 점점 진행하여 이미 표위(表位)를 벗어나 그 심층으로 들어가려고 하나 아직 리위(裏位)에 이르지는 않은 양자의 중간에 있는 시기의 병위(病位)로써, 갖가지 특징적인 증후(症候)를 확실히 나타내는 질환을 소양병(少陽病)이라고 한다.

주징(主徵)은 흉협부(胸脇部)의 압중비감(壓重痞感)인 흉협고만(胸脇苦滿), 식욕부진, 갈(渴), 메스꺼움, 구토 또는 심번(心煩), 구고(口苦), 인건(咽乾), 이농(耳聾), 목현(目眩), 설백태(舌白苔) 등이고, 태양위(太陽位)의 오한발열(惡寒發熱)은 왕래한열(往來寒熱) 혹은 미열신열(微熱身熱)이 되고, 맥도 부(浮)의 성질이 감소되어 점점 현(弦), 긴(緊), 혹은 세(細)가 되며, 이것에 해수(欬嗽), 혹은 흉통, 혹은 복통 등 그 밖의 갖가지 증후(證候)를 수반한다.

본병의 증후(證候)와 치료법은 이미 태양(太陽), 양명(陽明)의 2편에서 거의 논했다. 따라서 본편에서는 소양의 편목(篇目)을 세우고 주된 병위(病位), 병세(病勢)를 명확히 하는 것에 지나지 않는다. 따라서 겨우 몇 장으로 끝난다. 그러나 소양병(少陽病)의 시기는 태음병(太陰病) 같은 다른 병기(病期)보다도 아주 길다.

1. 소양병(少陽病)의 의의를 분명히 하여 본편의 대강(大綱)으로 삼는다.

소양병(少陽病)의 정강(定綱). 소양병(少陽病)은 표리(表裏)의 중간이다. 즉 반표반리(半表半裏)로 체표와 복리(腹裏)의 중간이다. 소양(少陽)은 정기(精氣)와 사기(邪氣)가 서로 함께 흉협(胸脇)에 울체하고, 그 기세가 상역(上逆)하여 구고(口苦), 인건(咽乾), 목현(目眩)의 자각증상을 나타낸다. 구고(口苦), 인건(咽乾)은 리위(裏位)에 들어가는 시작이고, 목현(目眩)은 태양표위(太陽表位)의 극지(極地)이다. 태양병(太陽病)에서는 머리(頭)와 뒷목(項)을 들고, 양명병(陽明病)에서는 위(胃)를 들고, 소양병(少陽病)에서는 구(口), 인(咽), 목(目)을 든다. 이것은 병위(病位)의 얕고 깊음이다.

2. 앞의 장에는 상한(傷寒)의 서두에서 소양(少陽)에 부속한 증(證)을 예로 들고, 뒷장에는 완전히 소양(少陽)에 전입한 증(證)을 들어 소양(少陽)의 위(位)를 분명히 하고, 한(汗), 토(吐), 하(下) 삼법(三法)의 금기를 논한다.

활줄을 누를 때의 느낌과 같이 침(沈)하고 딱딱한 현맥(弦脈)과, 세맥(細脈)은 소양(少陽)의 맥후(脈候)에 속한다. 비록 두통(頭痛), 발열(發熱)이 있더라도 오한(惡寒)하지 않고, 맥이 현세(弦細)하기 때문에 소양(少陽)에 부속(附屬)한다. 두통(頭痛), 발열(發熱)이 있고, 혹 태양증(太陽證)의 의심이 있어도 태양증(太陽證)을 벗어난 증(證)은 발한(發汗)해서는 안 된다.

태양병(太陽病)에서 진행되어 병이 풀리지 않고 모든 소양(少陽)의 병증을 갖춘 경우는 협하경만(脇下硬滿)하고, 건구(乾嘔)하고, 음식을 넘기지 못하고, 왕래한열(往來寒熱)한다. 소양병(少陽病)에 아직 한토하(汗吐下)의 역치(逆治)를 행하지 않아 증(證)이 뒤섞이지 않고 맥침긴(脈沈緊)한 경우는 소시호탕(小柴胡湯)을 준 후 증의 변화 여부를 살핀다.

태양병(太陽病)에서 진행, 변화되어 소양(少陽)으로 들어간 경우에 역치(逆治)를 더하면 본증(本證)이 뒤섞여 괴병(壞病)이 된다. 이 괴병(壞病)은 본래의 병과 관계없이 토(吐), 하(下), 발한(發汗), 온침(溫鍼) 중 어느 것에 의한 역치(逆治)인지를 상세히 살펴서 적절한 치법(治法)을 시행해야 한다.

272. 少陽之爲病, 口苦, 咽乾, 目眩也.

3. 太陽病, 或已發熱或未發熱, … 名日傷寒.

274. 少陽不可發汗. — 傷寒, 脈弦細, 頭痛 發熱者, 屬少陽,

275. 與小柴胡湯. — 本太陽病, 不解, 轉入少陽者, 脇下硬滿 乾嘔 不能食 往來寒熱, 尙未吐下 脈沈緊者,

276. — 若已吐下 發汗 溫鍼, 譫語 柴胡湯 證罷 此爲壞病, 知犯何逆 以法治之.

태음병
(太陰病)

태음병(太陰病)은 음증(陰證) 중에서 처음에 나오는 것으로, 리(裏)의 위치에 있으면서 갖가지 증후(症候)가 분명히 나타나지 않고, 또한 한편으로는 체력도 아직 심하게 쇠약해지지는 않아 절반은 양증(陽證)같은 외관을 보인다. 태음병(太陰病)은 비위(脾胃)가 침범된 병으로 그 주된 징후는 복허만(腹虛滿), 복통(腹痛), 혹은 불식(不食), 구토(嘔吐), 하리(下利) 등으로 맥은 통상적으로 침지(沈遲) 혹은 침약(沈弱)을 보이고, 이것에 수족의 온감(溫感) 혹은 요통(腰痛) 등의 증후(症候)를 수반한다.

본병은 혹은 태양병(太陽病)을 오하(誤下)함으로 말미암아 생기거나 혹은 자연스럽게 태음병(太陰病)으로 나타나는데, 이것을 양증(陽證)에 비교하면 대체적으로 그 진행상태 및 병세는 급격하지만, 소음의 한냉(寒冷)이 점점 길어지는 경우 및 궐음(厥陰)의 한냉(寒冷)이 이미 극(極)에 달한 경우와 비교하면 오히려 완이(緩易)하고 또 가볍다.

음증(陰證)에는 합병(合病), 병병(併病)의 호칭은 없다. 삼음(三陰)은 각각 그 완급(緩急)이 다르지만, 그 위(位)는 모두 리(裏)의 한 가지이고, 삼양증(三陽證)처럼 표(表), 리(裏), 표리간(表裏間)의 구별이 없기 때문이다.

1. 태음병(太陰病)의 의의를 분명히 하는 것으로 본편의 대강(大綱)을 이룬다.

태음병(太陰病)의 정강(定綱). 음증(陰證)이 처음 발하는 것으로 그 위(位)는 리(裏)에 있다. 복만(腹滿)하면 토하고 만(滿)하지 않으면 토하지 않으며, 리(裏)에 한(寒)이 있어 소화기능이 쇠퇴하여 음식이 내려가지 못하고, 음식이 내려가지 않아도 자리(自利)는 더욱 심해진다. 양증(陽證)의 하리(下利)는 음식이 적으면 양이 적고, 많으면 많아진다. 내(內)에 정체가 없어도 배에 가끔 통증이 있다. 허만(虛滿)을 실만(實滿)으로 잘못 파악하여 하(下)하면 흉하(胸下)에 결취(結聚)하여 견경(堅硬)해지는 변화를 나타낸다. 그러나 소음병(少陰病)과 같은 탈증(脫證)에는 이르지 않는다.

2. 태음병(太陰病)의 한 가지 변증(變證)인 계지탕증(桂枝湯證)을 논하고 그 다음에 태음에 속하는 증(證)인 사역탕류(四逆湯類)를 논한다.

태음(太陰) 초기의 경증(輕證)으로 오히려 아직 태음(太陰) 본래의 증(證)을 갖추지 않은 경우는 간혹 표증과 더불어서 발(發)한다. 맥(脈)이 부(浮)하고 발열오풍(發熱惡風)하는 경우는 계지탕(桂枝湯)으로 가볍게 발한(發汗)한다. 완만한 태음병(太陰病)은 계지탕(桂枝湯)으로 표열(表熱)을 풀고, 탈증(脫證)인 소음병(少陰病)은 마황부자세신탕(麻黃附子細辛湯) 혹은 마황부자감초탕(麻黃附子甘草湯)으로 발한(發汗)한다.

삼음(三陰)에는 모두 자리(自利)의 증(證)이 있다. 자리(自利)하고 갈증이 있는 것은 소음(少陰), 소갈(消渴)하고, 기(氣)가 심(心)에 상충(上冲)하며 자리(自利)하는 것은 궐음(厥陰), 자리(自利)하고 갈증이 없는 것은 태음(太陰)에 부속(附屬)한다. 이 자리(自利)는 복내(腹內)에 음한(陰寒)이 있기 때문이니 온약(溫藥)을 복용하게 하는 것이 좋다. 리한(裏寒)의 격이완급(激易緩急)에 따라 사역탕류(四逆湯類)부터 취사(取捨)한다. 이중탕(理中湯) 또한 좋다.

282. 太陰之爲病, 腹滿而吐, 食不下, 自利益甚, 時腹自痛, 若下之 必胸下結硬.

285. **宜桂枝湯**. — 太陰病, 脈浮者, 可發汗.

286. **宜服四逆輩**. — 自利不渴者, 屬太陰, 以其藏有寒故也, 當溫之,

3. 태양병(太陽病)에서 태음(太陰)으로 전속(轉屬)하는 경우를 들고, 계지가작약탕(桂枝加芍藥湯) 및 가대황탕(加大黃湯)의 주치(主治)를 논한다.

계지 · 작약 · 감초 · 대추 · 생강

태양병은 발한(發汗)하고 그 표(表)를 풀어야 하는데도 불구하고 잘못하여 이것을 하(下)하였다. 그 오하(誤下)에 의해 혈기가 허(虛)해져서 원활히 순환하지 않아 리기급박(裏氣急迫)의 징후가 보이고, 복근이 구련(腹拘攣)하고, 복만(腹滿)하여 때때로 통증이 있는 경우는 태음(太陰)에 부속한 증으로 본방(本方)을 병행해서 남은 사기(邪氣)까지 표산(表散)한다. 소건중탕(小建中湯)은 복중급통(腹中急痛)하고, 구련(拘攣), 구급(拘急)한다. 본 방증(方證)보다 한 단계 무거운 증(證)이다.

계지 · 대황 · 작약 · 생강 · 감초 · 대추

계지가작약탕증(桂枝加芍藥湯證)으로 대변실(大便實)하고 복통하는 경우는 리기(裏氣)가 급박(急迫)하여 더욱 결체된 리실(裏實)의 증으로 변한 경우로, 이것은 한실(寒實)의 일증(一證)이다. 승기탕(承氣湯)을 투여할 것은 아니고 본방(本方)의 주치(主治)이다.

34. 太陽病, 桂枝證, 醫反下之, … 葛根黃連黃芩湯主之.

288. **桂枝加芍藥湯**. — 本太陽病, 醫反下之, 因爾腹滿時痛者, 屬太陰也,

289. **桂枝加大黃湯**. — 若大實痛者.

소음병
(少陰病)

소음병(少陰病)은 리(裏)의 위치에 있으며 신체의 상하내외(上下內外)가 모두 음증의 징후(徵候)를 나타내고, 기력은 쇠퇴한다. 태음과 비교하면 정묵(靜默)한 양상은 많지만 리한(裏寒)의 기세는 더욱 왕성하다. 그 주된 징후는 맥침미(脈沈微), 혹은 침세(沈細), 기력쇠비(氣力衰憊), 단 오한(但惡寒), 권태기면(倦怠嗜眠), 완곡하리(完穀下利), 수족궐냉(手足厥冷), 신체동중(身體疼重) 등의 여러 징후(諸候)이고, 혹은 복통, 혹은 허갈〔虛渴: 갈(渴)하면서 설태(舌苔)가 없고 설면(舌面)도 건조하지 않음〕, 혹은 특히 배부(背部)에 오한(惡寒)을 느끼거나, 혹은 반대로 허열(虛熱)을 발(發)하고 번조(煩燥)하는 등의 여러 징후를 보인다.

소음병(少陰病)이 시작하는 경우에는 마황부자세신탕(麻黃附子細辛湯), 마황부자감초탕(麻黃附子甘草湯), 부자탕(附子湯), 진무탕(眞武湯), 사역탕(四逆湯)이 있고, 소음병(少陰病)이 깊어진 경우에는 부자탕(附子湯), 오수유탕(吳茱萸湯), 백통탕(白通湯), 사역탕(四逆湯), 통맥사역탕(通脈四逆湯)이 있으니, 이 두 가지 경우가 있다. 또한 겸증(兼證), 유증(類證)도 있다.

진정한 음증(陰證)은 소음(少陰)에서 시작한다. 소음의 정증(正證)은 급격한 음증(陰證)이다. 따라서 그 치료는 한(寒)을 치료하는 것은 리(裏)를 따뜻하게 하는 것으로 법도를 삼고, 열(熱)을 치료하기 위해서는 사(邪)를 제거하는 것을 법으로 삼는다. 온리(溫裏)를 하거나, 거사(去邪)하기 위한 결정적인 단서는 확실히 나타나지는 않으나, 결과는 생사가 손바닥 뒤집는 것에 달려있는 것 같이 극명하게 나타난다. 마땅히 세심한 주의로 이것에 대처해야 한다.

1. 소음병(少陰病)의 의의를 분명히 하여 본편의 대강(大綱)으로 삼는다.

소음병(少陰病)의 정강(定綱). 소음병(少陰病)은 태음(太陰)에 비해 한층 무겁고 상하내외(上下內外)가 모두 순수한 음으로 허한(虛寒)의 기세가 격심(激甚)하다. 맥은 미약세소(微弱細小)하고 발동의 기세가 없는 것이 허한(虛寒)한 징후로 오한(惡寒)한다. 음한(陰寒)이 내(內)에 왕성하여 기력이 심하게 쇠약해지고, 신체가 위축하여 피로하며, 정신이 황홀하여 흡사 잠든 듯한 상태와 같으니, 이러한 외관은 고요하고 잠잠하여 병세가 미소(微小)하게 보이지만 그 실(實)은 깊고 심하다. 삼양삼음(三陽三陰) 중 맥과 증(證)을 드는 것은 태양편(太陽篇)과 본편뿐이니, 태양(太陽)은 삼양(三陽)의 시작이고 소음(太陰)은 삼음(三陰)의 근본인 까닭이다.

2. 소음(少陰)의 위(位)에서 발병하고, 표열(表熱)을 끼고 있는 경우 중 다소 급한 경우와 다소 완만한 경우를 예로 들어 각각 그 치료를 명확히 한다.

마황 · 세신 · 부자

소음병(少陰病)의 병세는 급격하다. 소음병(少陰病)은 오한(惡寒)하고 발열(發熱)이 없는 것이 정증(正證)이지만, 첫날에 병상이 나타남에 표증(表證)의 징후를 끼고서 발열(發熱)한다. 발열(發熱)은 양증(陽證)의 징후이고 그 맥은 부(浮)이지만, 이제 맥이 미(微) · 세(細)하고 침(沈)한 것은 그 병이 이미 소음(少陰)의 위(位)에 있는 것이다. 이 처방은 소음(少陰) 초기에 따뜻하게 발산하는 주방(主方)이다. 그 방(方)을 이용하여 미세하게 발한(發汗)한다. 태음병(太陰病)인데 맥부(脈浮)인 경우는 계지탕(桂枝湯)을 이용하고, 소음병(少陰病)인데 도리어 발열(發熱)하는 경우는 마황부자세신탕(麻黃附子細辛湯)을 이용한다. 발한(發汗)하는 것에도 크게 차이가 있다.

마황 · 감초 · 부자

앞의 장보다 약간 완이(緩易)하고, 2, 3일인데 오히려 자리(自利), 구토 등의 리증(裏證)이 없고 오직 표열(表熱)만을 끼고 있다. 본방(本方)에서는 발한(發汗)에 신중해야 한다. 이 증(證)의 치료 시기를 놓치면 진무탕증(眞武湯證)에 이른다.

291. 少陰之爲病, 脈微細, 但欲寐也.

311. 麻黃附子細辛湯. — 少陰病, 始得之, 反發熱, 脈沈者,

312. 麻黃附子甘草湯, 微發汗. — 少陰病, 得之二三日, 以二三日 無裏證 故微發汗也.

3. 소음(少陰)의 위(位)에서 발병하고 내열(內熱)을 끼고 있는 일증(一證)을 들어 그 치료를 분명히 한다.

황련 · 황금 · 작약 · 계황 · 아교

소음병(少陰病)이 발병하고 2, 3일 후에 이 증(證)이 나타나는 것은 발한(發汗)의 시기는 아니다. 소음병(少陰病)은 그저 잠자고 싶어한다. 그런데도 불구하고 지금 잠을 자지 못하고 자리(自利) 등의 증(證)이 없는 것은 내(內)에 울열(鬱熱)을 끼고 있어 진액(津液) 및 혈분(血分)이 이것 때문에 마르고(枯燥), 사열(邪熱)이 역행하여 심흉(心胸)에 막혀서 심중번민오뇌(心中煩悶懊憹)에 이르는 것이니 본방(本方)의 주치(主治)이다. 이 처방은 상초(上焦)에 사열(邪熱)을 끼고 있어 양증(陽證)과 비슷한 경우로, 청(淸)하고 윤(潤)하기 때문에 소음(少陰)의 사심탕(瀉心湯)이라고 불린다.

4. 소음병(少陰病)의 정증(正證)을 예로 들고, 앞의 장에서는 부자탕(附子湯)의 주치(主治)와 구법(灸法)의 겸용을 논하고, 뒷장에서는 부자탕(附子湯)의 본분을 분명히 한다.

부자 · 복령 · 인삼 · 백출 · 작약

소음의 정증(正證)은 소음의 위(位)에서 시작되고, 맥이 미(微), 세(細), 침(沈)하고, 그저 잠자고만 싶어하며, 내외가 모두 허한(虛寒)하고, 1, 2일이 경과하면 자리(自利), 복통 등의 제증(諸症)이 드러나는 지경에 이른다. 리(裏)에 열이 없고, 입 안은 건조하지 않고 자윤(滋潤)하며, 허한(虛寒)으로 인한 징후인 배오한(背惡寒)이 있는 경우는 본방(本方)으로 리(裏)를 따뜻하게 하여 음한(陰寒)을 제거하여 혈행을 조화롭게 하는 것이 좋다. 기혈(氣血)을 따뜻하게 이끌어 주는 구(灸)도 또한 겸용하는 것이 좋다.

312. 少陰病, 得之二三日, 麻黃附子甘草湯 微發汗.

313. **黃連阿膠湯**. — 少陰病, 得之二三日以上, 心中煩 不得臥,

291. 少陰之爲病, 脈微細, 但欲寐也.

314. **附子湯**. — 少陰病, 得之一二日, 口中和 其背惡寒者, 當灸之,

음한(陰寒) 때문에 수족은 저절로 그 한냉(寒冷)을 느낀다. 이것은 궐역(厥逆)에 비교하면 가볍고 배오한(背惡寒)보다는 무겁다. 또한 골절동통(骨節疼痛)도 맥(脈)이 침(沈)하여 양증(陽證)이 아니라 음한(陰寒)이 이루는 증상이니, 이것은 부자탕(附子湯)의 주치(主治)이다. 부자탕(附子湯)은 사기(邪氣)의 기세가 다소 강하지만 정기(正氣)의 기세도 강하다. 진무탕증(眞武湯證)은 사기(邪氣)의 기세와 기력(氣力)의 기세 모두 다소 약하다. 부자탕(附子湯)의 부자(附子)의 양은 진무탕(眞武湯)의 배이니, 이것은 동통을 목적으로 하기 때문이다.

5. 소음병(少陰病)인데 내(內)에 습열(濕熱)을 끼고 있어서 점액혈변(粘液血便)을 설사하는 경우를 예로 들어 도화탕(桃花湯)의 주치(主治)를 논한다.

적석지 · 건강 · 갱미

사지궐역(四肢厥逆)에 이르는 허한탈증(虛寒脫證)의 하리(下利)가 아니라 피로의 상(狀)이 있고 점액에 혈액이 섞여 하리(下利)를 하는 경우는, 장내(腸內)가 습열(濕熱) 때문에 점막미란(粘膜糜爛)에 이르렀으나 아직 허한증(虛寒證)에는 빠지지 않은 경우로, 본법(本法)의 주치(主治)이다.

농혈변(膿血便)을 보는 소음(少陰)의 기세가 급격하고, 2, 3일부터 4, 5일에 이르러 장내(腸內)의 습열(濕熱)이 앞의 장보다 극렬하여 복통하고, 신체의 진액(津液)을 잃어 소변불리(小便不利)하고, 하리(下利)가 심하다. 여기까지는 진무탕(眞武湯)과 유사하지만, 농혈변(膿血便)을 보는 경우는 복통과 그 밖의 제증(諸證)이 있어도 도화탕(桃花湯)의 주치(主治)이다.

314. 少陰病, 得之一二日, 口中和 其背惡寒者, 當灸之, 附子湯主之.

315. 附子湯. — 少陰病, 身體痛 手足寒, 骨節痛 脈沈者,

313. 少陰病, 得之二三日以上, 心中煩 不得臥, 黃連阿膠湯主之.

316. 桃花湯. — 少陰病, 下利, 便膿血者,

317. 桃花湯. — 少陰病, 二三日 至四五日, 腹痛, 小便不利 下利不止, 便膿血者,

6. 앞의 장에서는 음한이 격동(陰寒激動)하고 허기(虛氣)가 심흉에 몰린 급증(急證)을 논하고, 그 다음에 역기(逆氣)가 인후(咽喉)에 몰리고 내부가 건조(乾燥)한 것이 다소 완이(緩易)한 경우를 논한다.

소음병(少陰病)으로 음한(陰寒)이 내(內)에 격동하는 기세가 매우 폭급(暴急)하고, 구토하는데다가 하리(下利)하고, 수족이 한냉(寒冷)한데도 병자가 항상 자각하는 것은 아니고, 음한(陰寒)이 격심하여 심흉(心胸)에 몰려 심하게 번조(煩躁)하는 경우는 본방(本方)의 주치(主治)이다. 오수유탕(吳茱萸湯)에는 삼도(三道)가 있으니, 첫 번째는 곡식을 먹으면 구토의 욕구가 있으며, 두 번째는 본방증(本方證)이고, 세 번째는 건구(乾嘔)하고 연말(涎沫)을 토하는 증(證)이다. 오수유탕(吳茱萸湯)은 구토와 기역(氣逆)이 주된 침체하행(沈滯下行)의 상(狀)으로 나타나고, 발동상행(發動上行)의 기세를 겸해 병세가 격심하다. 사역탕(四逆湯)은 하리(下利), 궐역(厥逆)이 주된 침체하행(沈滯下行)의 상으로 상행의 기세는 없다. 하리청곡(下利清穀), 수족궐냉(手足厥冷)하고 번조(煩躁)하는 것은 사역탕(四逆湯)의 주치(主治)이다.

저부 · 봉밀 · 백분

하리(下利)하고, 아직 수족궐냉(手足厥冷)에는 이르지 않았지만 하리(下利)로 인해 체액을 잃어서 내(內)가 허조(虛燥)하고, 리기(裏氣)가 위로 몰려 인통(咽痛), 흉만(胸滿), 심번(心煩) 등의 제증(諸證)이 나타나는 것은 본방(本方)의 주치(主治)이다.

315. 少陰病, 身體痛 手足寒, 骨節痛 脈沈者, 附子湯主之.

319. 吳茱萸湯. — 少陰病, 吐利, 手足厥冷, 煩躁 欲死者.

320. 猪膚湯. — 少陰病, 下利, 咽痛 胸滿 心煩者,

7. 소음병(少陰病)의 유증(類證)으로 인후동통(咽喉疼痛)의 증(證)을 끼고 있는 경우를 들어 각각 그 완급(緩急)과 극이(劇易)를 논한다.

감초

소음병(少陰病)으로 2, 3일 지나도 병세는 완이(緩易)하고 다른 여러 증후도 보이지 않는데, 이때 기역급박(氣逆急迫)하여 인통(咽痛)을 발(發)하는 것은 감초탕(甘草湯)의 치(治)이다.

길경 · 감초

다시 인후(咽喉)에 열을 끼고 있고 종창(腫脹)하고 화농(化膿)으로 통증을 발하는 지경에 이른 경우는 길경탕(桔梗湯)의 치(治)이다.

이것은 선표후리(先表後裏)의 순서대로 시행하는 법이다.

반하 · 계자각 · 고주

그 증(證)이 인통(咽痛)보다 무겁고 깊고 폭급(暴急)하여, 목 안이 손상되어 궤양이 생기고 말이 나오지 않고 소리도 나오지 않는 경우는 본방(本方)의 주치(主治)이다.

반하 · 계지 · 감초

인통(咽痛)보다는 급격하고 인중상(咽中傷)보다는 완이(緩易)하여, 사열(邪熱)과 담음(痰飮)이 상역(上逆)하는 증(證)을 가지고 있고, 이것 때문에 인중(咽中)이 붓고 막혀 통증을 발하고 음식물이 목으로 내려가기 어려운 것은 본방(本方)의 주치(主治)이다. 본방(本方)에는 농혈(膿血)과 창양(瘡瘍)은 없다.

320. 少陰病, 下利, 咽痛 胸滿 心煩者, 猪膚湯主之.

321. 可與甘草湯. — 少陰病, 二三日, 咽痛者,

與桔梗湯. — 不差者.

322. 苦酒湯. — 少陰病, 咽中傷 生瘡, 不能語言 聲不出者,

323. 半夏散及湯. — 少陰病, 咽中痛,

8. 모두 리한(裏寒)이 왕성한 증(證)으로, 하리(下利)하거나 혹은 하리가 극에 이르러 혈행(血行)을 막는 지경에 이른 경우를 논한다.

총백 · 건강 · 부자 · 인뇨

맥(脈)이 미세(微細)하고 그저 자고만 싶어하며, 사지궐냉(四肢厥冷)하고, 음한(陰寒)이 리(裏)를 따라서 침습하고, 정기가 폐색(精氣閉塞)하여 하리(下利)하는 경우는 본방(本方)의 주치(主治)이다.

이 증이 격심한 경우는 백통가저담즙탕증(白通加猪胆汁湯證)이고, 다시 정기(精氣)가 허탈하고 하리청곡(下利淸穀)하는 경우는 사역탕증(四逆湯證)이다. 그 격심한 경우는 통맥사역탕증(通脈四逆湯證)이다. 진무탕(眞武湯)은 축수(蓄水)로 말미암아 하리(下利)하는 증이다. 백통탕(白通湯)은 침체하행(沈滯下行)의 기세가 있어 하리(下利)하지만 청곡(淸穀)에는 이르지 않는다.

총백 · 건강 · 부자 · 인뇨 · 저담

백통탕(白通湯)을 주어도 하리(下利)가 그치지 않고 그 증이 더욱 심해지며, 맥은 침복(沈伏)하여 잡기가 어렵고, 리한(裏寒)이 극심하고, 허기(虛氣)가 상역하여 건구(乾嘔)하는 경우는 본방(本方)의 주치(主治)이다.

이 증은 자못 위독한 상태이다. 이 탕을 복용하고 맥이 갑자기 돌출되는 경우는 등화(燈火)가 장차 꺼지려는 것처럼 정기(精氣)가 끊어지려는 징후이다. 그 맥이 미미하게 지속되는 경우는 정기(精氣)가 아직 망하지 않은 것으로, 약력(藥力)이 도는 것을 기다리면 그 효과가 나타난다.

316. 少陰病, 下利, 便膿血者, 桃花湯主之.

§7. 咽喉의 諸證을 가지고 있는 경우.

324. 白通湯. — 少陰病, 下利,

325. 與白通湯. — 少陰病, 下利 脈微者,

白通加猪膽汁湯. — 利不止, 厥逆無脈, 乾嘔 煩者,

— 服湯, 脈暴出者死, 微續者生.

복령 · 작약 · 생강 · 백출 · 부자

소음병(少陰病) 2, 3일 동안 리증(裏證)이 없는 것을 본 후 마황부자세신탕(麻黃附子細辛湯) 등을 주어 약간 발한(發汗)시켰으나 4, 5일에 이르러 허기(虛氣)가 동요하여 복통하고, 또한 수기(水氣)가 정체하여 소변불리(小便不利) 및 사지가 침추습중(沈墜濕重: 물에 젖은 것처럼 무겁고 밑으로 처짐)하고, 또한 수기(水氣)가 동요하여 자하리(自下利)하는 경우는 모두 음한(陰寒)이 왕성하고 수기(水氣)를 겸했기 때문이다. 또한 객증(客證)으로써 각각의 사람의 체질에 따라 해(欬), 소변리(小便利), 불대변(不大便), 구(嘔) 등이 있다. 태양병편은 축수(蓄水)를 주로하여 심하(心下)에 격동하는 것이고, 이번 장은 진무탕증(眞武湯證)으로 상하(上下)의 나뉨이 있어서 침체하행(沈滯下行)의 증상이 있고 약하게 상(上)으로 발동하는 증상을 겸한다.

감초 · 부자 · 건강

소음병(少陰病)으로 리한(裏寒)이 가장 왕성하여 하리(下利)하고 완곡(完穀)을 설사하고, 리증(裏證)의 음한(陰寒)이 극에 이르러 허열(虛熱)이 되어 얼굴이 적색이 되고, 정력이 쇠약하여 혈행도 방해를 받아 수족이 궐역(厥逆)하고 맥은 잡기 어려우며, 오한(惡寒)하기 마련인데 허열(虛熱) 때문에 오한(惡寒)도 없다. 또한 허기(虛氣)가 상등(上騰)하여 혹은 인통(咽痛)하거나 혹은 건구(乾嘔)하는 것은 소음병(少陰病)의 극(極)한 상황을 구하는 본방(本方)의 주치(主治)이다.

311. 少陰病, 始得之, 反發熱, 脈沈者, 麻黃附子細辛湯主之.

312. … 麻黃附子甘草湯主之.

326. **眞武湯.** — 少陰病, 二三日不已, 至四五日 腹痛, 小便不利, 四肢沈重, 疼痛, 自下利者, 此爲有水氣, 其人, 或欬 或小便利 或不利 或嘔者,

325. 少陰病, … 利不止, 厥逆無脈, 乾嘔 煩者, 白通加猪膽汁湯主之.

327. **通脈四逆湯.** — 少陰病, 下利 淸穀, 裏寒 外熱, 手足厥逆 脈微欲絕, 身反不惡寒, 其人, 或面赤色 或腹痛 或乾嘔 或咽痛 或利止 脈不出者,

9. 외관은 소음병(少陰病)과 비슷하지만 실은 내(內)에 울열(鬱熱), 수기(水氣)가 있어서 제증(諸證)을 나타내는 경우를 논한다.

감초 · 지실 · 시호 · 작약

통맥사역탕(通脈四逆湯)과 유사함을 들어 '소음병(少陰病)'을 글의 머리에 두었지만 실은 소음위(少陰位)는 아니다. 사역(四逆)은 사지궐냉(四肢厥冷)을 말함이니, 원래 습사(濕邪)가 있는 경우에 병에 침범되면 열이 발생하고 그 열이 내(內)에 고여 사지에 도달하지 않는 역냉(逆冷)을 나타내는 증(證)이다. 앞의 장과 일견 비슷하지만 하리청곡(下利淸穀), 맥미(脈微) 등 음한(陰寒)의 증(證)은 없고, 습사의 변화로 말미암은 열궐(熱厥)의 경증(輕證)이다. 흉내(胸內)에 습사의 동요로 해(欬), 계(悸)하고, 또한 수기정체(水氣停滯)의 증후가 소변불리(小便不利) · 복중통(腹中痛)으로, 수기(水氣)와 열사(熱邪)의 동요가 설리(泄利) · 리급후중(裏急後重)으로 나타나는 경우도 있다.

울열(鬱熱)이 하(下)로 몰려 수기가 동요하여 이미 하리(下利)하는 것이 6, 7일이기 때문에 이에 진액망실(津液亡失)하고 혈액이 고조(枯燥)하여 갈(渴)하고, 병열(病熱)이 위로 울(鬱)하고 수기(水氣)도 동요하여 해(欬)하기 때문에 토(吐)한다. 또한 흉중(胸中)의 울열(鬱熱), 수기(水氣)의 상충, 혈액의 고조(枯燥)로 말미암아 심번(心煩)하여 잠을 잘 수 없는 경우는 본방(本方)의 주치(主治)이다. 본 방증(方證)에는 소변불리(小便不利), 혈뇨(血尿) 등이 있다. 이 증(證)은 진무탕(眞武湯)과 비슷하지만 그 실(實)은 리열(裏熱)이 유발한 소치이다. 심번(心煩)하고 부득면(不得眠)하는 것은 수(水)와 열(熱)이 심(心)에 훈증(薰蒸)된 것이기 때문에 황련아교탕(黃蓮阿膠湯)을 주지 않고 본방(本方)을 투여한다.

327. 少陰病, … 裏寒 外熱, 手足厥逆, … 通脈四逆湯主之.

328. 四逆散. — 少陰病, 四逆,
其人, 或欬 或悸 或小便不利
或腹中痛 或泄利下重者,

329. 猪苓湯. — 少陰病, 下利六七日, 欬而嘔 渴, 心煩不得眠者,

10. 동시에 소음병(少陰病)의 극변(劇變)을 예로 들어 대승기탕(大承氣湯)의 권도(權道)를 논한다.

직중(直中)의 소음증(少陰證)인 경우에 그 병열(病熱)이 극심하기 때문에 구조인건(口燥咽乾)하고, 갑자기 심신의 조화를 잃어 음식을 소화하여 진액(津液)을 만들 수 없게 된다. 이 증(證)은 신속하게 그 병열(病熱)을 제거하고 진액(津液)을 구하지 않으면 일각(一刻)의 유예(猶豫)도 허용하지 않는다. 대승기탕(大承氣湯)을 활용한다. 이 장은 양(陽)을 병위(病位)로 하고 병세는 음(陰)의 양상인 경우로, 소음급하(少陰急下)의 증(證)이다.

황련아교탕(黃連阿膠湯)은 청(淸)하고 자윤(滋潤)하며, 사역산(四逆散)은 화(和)하여 풀어주고, 저령탕(猪苓湯)은 아래로 원활하게 하고, 승기탕(承氣湯)은 실(實)을 공하(攻下)한다. 소음(少陰)에 속하는 리열(裏熱)의 치법(治法)은 이상으로 충분하다.

앞의 장보다 그 기세가 급박하고 심하며, 소화, 흡수는 한층 쇠약해져 하리(下利)와 수사(水瀉)가 교대로 나타나고, 설사하는 물체는 황색을 잃고 청색과 같으며, 병열(病熱)이 리(裏)에 울(鬱)하여 심하통(心下痛)하고, 또한 진액소실(津液消失), 사열울적(邪熱鬱積)의 징후로서 구건조(口乾燥)를 나타내는 경우는 본방(本方)으로 급하게 하(下)하지 않으면 위험하다.

앞의 두 장처럼 돌연 구조(口燥), 인건(咽乾), 자리(自利), 청수(淸水) 등의 급증(急證)을 나타내지 않지만, 배가 바깥으로 심하게 팽창되고 불대변(不大便)하는 경우는 시일을 경과하면 정력이 더욱 쇠약해지고, 사열(邪熱)이 리(裏)에 충만한 실후(實候)를 관찰할 수 있지만 실은 생기(生機)가 근근히 실 하나에 달려 있는 지극히 위태한 경우이다. 대승기탕(大承氣湯)을 활용한다.

311. 少陰病, 始得之, 反發熱, 脈沈者, 麻黃附子細辛湯主之.

330. 宜大承氣湯. — 少陰病, 得之二三日, 口燥咽乾者, 急下之,

331. 宜大承氣湯. — 少陰病, 自利淸水, 色純靑, 心下必痛, 口乾燥者, 急下之,

332. 宜大承氣湯. — 少陰病, 六七日, 腹脹, 不大便者, 急下之,

11. 소음병(少陰病)의 급증(急證)을 함께 예로 들어 사역탕(四逆湯)의 권도(權道)를 논한다.

앞의 3장은 일단 실후(實候)를 나타내는 경우를 예로 들었지만, 소음병(少陰病)의 급증(急證)으로 그 정증(正證)을 구비하는 데에 이르지 않고 맥은 오직 침잠(沈潛)하여 거의 잡히지 않는 경우는 소음병(少陰病)의 한 가지 극증(劇證)으로, 그 위급을 측정할 수 없이 촌각을 다투는 증(證)이다. 사역탕(四逆湯)으로 신속하게 리한(裏寒)을 쫓아내어 이것을 구하지 않으면 안 된다.

병이 흉중(胸中)에 있어 처음부터 토하려고 하고, 구기(嘔氣)가 심해 번민(煩悶)하며, 흉중(胸中)의 수사(水邪)가 결실(結實)하여 정기(精氣)가 이것 때문에 방해를 받아 수족에 이르지 않아 수족이 차갑고, 맥현지(脈弦遲)하는 경우는 한실증(寒實證)으로, 조위승기탕(調胃承氣湯)으로 하(下)하지 않고 과체산(瓜蔕散)으로 토하게 해야 하는 증(證)이다.

맥침잠(脈沈潛), 은복(隱伏)하는 경우는 리허(裏虛)가 심하여 수사(水邪)를 운화(運化)하지 못하여 한음(寒飮)이 있는 경우로, 이것은 소음병(少陰病)의 급증이니 사역탕(四逆湯)으로 따뜻하게 하여 치료하지 않으면 안 된다.

前 3장의 大承氣湯의 權道.

333. **宜四逆湯.** — 少陰病, 脈沈者, 急溫之,

334. **當吐之.** — 少陰病, 飮食入口則吐, 心中溫溫欲吐 復不能吐, 始得之, 手足寒 脈弦遲者, 此胸中實, 不可下也,

宜四逆湯. — 若膈上有寒飮, 乾嘔者, 不可吐也, 急溫之,

궐음병

(厥陰病)

리(裏)를 그 위(位)로 하고, 음증(陰證)이 그 극에 달하여 정력이(精力) 장차 소진되려 하고, 허기(虛氣)가 거슬러 위로 몰려 갑자기 중태에 빠지는 경우를 모두 궐음병(厥陰病)이라고 한다.

그 주된 징후는 정력쇠탈(精力衰脫), 체액망실(體液亡失)이 원인이 된 구내건조(口內乾燥) 및 구갈(口渴), 흉내고민(胸內苦悶), 호흡의 천표미약(淺表微弱), 급격한 심장쇠약, 불능음식(不能飮食), 수족궐역(手足厥逆), 맥미(脈微) 등으로 이것에 구얼(嘔噦), 혹은 토사(吐瀉), 혹은 허기상충(虛氣上衝)에 의한 두통, 심통 등의 증후(證候)를 수반한다.

본 병은 보통 소음(少陰)에서 전변한 음증(陰證)의 극(極)으로, 이것을 소음병(少陰病)에 비교하면 한층 급격하고 이미 위독한 증에 가깝다. 요점은 소음병(少陰病)의 극증(劇證) 및 소양(少陽), 양명(陽明), 태음(太陰)의 오치(誤治), 역치(逆治)를 거친 경우, 혹은 음한(陰寒)이 극에 달하여 허열(虛熱)을 발(發)하거나, 혹은 상열하한(上熱下寒), 혹은 음양착잡(陰陽錯雜), 혹은 내열외한(內熱外寒) 등의 대부분이 궐음병(厥陰病)에 근사한 경우이니, 그 치료도 또한 허한(虛寒)에 대하여는 온열(溫熱)의 방제(方劑)를 이용하고, 실열(實熱)에 대해서는 한량(寒凉)한 방제로 치료하고, 상열하한(上熱下寒), 음양착잡(陰陽錯雜)에 대하여는 온량겸시(溫凉兼施) 등의 치료 방법을 사용한다.

궐음병(厥陰病)에 위치하는 약방(藥方)은 복령사역탕(茯苓四逆湯), 통맥사역탕(通脈四逆湯), 통맥사역가저담즙탕(通脈四逆加猪胆汁湯) 3가지이다.

본편은 음증삼편(陰證三篇)의 마지막이고, 또한 음양전편(陰陽全篇)의 결말이다.

1. 궐음병(厥陰病)의 의의를 논하여 본편의 정강(定綱)을 삼는다.

궐음병(厥陰病)의 정강(定綱). 본증은 음증(陰證)이 더욱 증진하여 마침내 그 극(極)에 달하고, 음한(陰寒)이 멋대로 신체를 학대하여 원기가 갑자기 떨어져 무너지고, 체액손모(體液損耗)하고, 신기역상(神氣逆上)하고, 수족궐냉(手足厥冷)하고, 혹은 음(陰)이 극에 달하여 양(陽)으로 변하는 등의 증(證)을 나타낸다. 소음병(少陰病)에 비교하면 한층 깊고, 이미 심장쇠약의 징후를 나타내어 대부분 위독에 가깝다. 그 양상은 체액모산(體液耗散)하여 먹어도 배부르지 않고 끊임없이 음료를 탐내고, 허한(虛寒)의 기가 심흉부(心胸部)에 부딪혀 심장쇠약하고, 번민(煩悶)이 극심하며, 위내(胃內)가 공허(空虛)해도 전혀 음식을 원하지 않고, 억지로 음식을 주면 반드시 토하고, 하리(下利)는 죽음에 이를 때까지 그치지 않는다. 본병은 음한(陰寒)이 지극(至極)한 것이고, 병기(病期)의 마지막으로, 그 죽음이 잠깐 사이에 달려있다.

2. 회궐(蚘厥)의 증, 열궐(熱厥)의 극증, 한궐(寒厥)의 경증(輕證) 및 그 이증(異證), 한궐(寒厥)의 극증을 예로 들어 주로 궐(厥)의 제증(諸證)을 논한다.

음한(陰寒)이 리(裏)에 왕성하여 맥은 미(微)하고, 신기상역(神氣上逆)하여 사지궐냉(四肢厥冷)하는 증이 7, 8일 경과하여 그 궐(厥)이 피부 전체에 미치고, 음한(陰寒)이 극(極)에 달해 정력이 심히 쇠비(衰憊)하고 조요번민(躁擾煩悶)하는 것은 리기궐역(裏氣厥逆)하는 장궐(藏厥)이다.

오매 · 세신 · 건강 · 황련 · 당귀 · 부자 · 망초 · 계지 · 인삼 · 황백 · 고추

회궐(蚘厥)과 장궐(藏厥)은 그 증이 매우 유사하다. 그러나 회궐(蚘厥)은 회(蚘)를 토하는 한 가지 징후가 있다. 회궐(蚘厥)의 증으로 그 회(蚘)를 토하고, 또한 안정기에 때때로 번민하고 혹은 토하는 등의 장궐(藏厥)과 비슷한 발작이 있는 경우는 오매원(烏梅圓)의 치(治)이다. 자고채탕(鷓鴣菜湯)의 종류는 회궐(蚘厥)에 속한다.

336. 厥陰之爲病, 消渴, 氣上撞心, 心中疼熱, 饑而不欲食, 食則吐, 下之利不止.

348. **此爲藏厥, 非爲蚘厥也**. — 傷寒 脈微而厥, 至七八日 膚冷, 其人躁 無暫安時者,

烏梅圓主之. — 蚘厥者 其人當吐蚘, 令病者靜 而復時煩 此爲藏寒蚘上入膈 故煩 須臾復止 得食而嘔 又煩者蚘聞食臭出, 其人當自吐蚘,

맥이 활(滑)한 것은 사열(邪熱)이 내(內)에 왕성한 징후이다. 신체가 궐(厥)하는 것은 사열(邪熱)이 내(內)에 울(鬱)하여 내외가 통하지 못해 나누어져 온몸이 차가와지는 경우인데, 맥(脈)이 활(滑)하면 이것은 열궐(熱厥)의 극증으로 외부의 증후에 열상(熱狀)이 없더라도 반드시 냉수를 원하고, 혹은 번조(煩躁)하고, 혹은 내쉬는 숨이 불과 같이 뜨겁고, 혹은 소변적삽(小便赤澁) 등의 증상이 있기 마련이다. 이것은 리열(裏熱)이 심한 연고이며, 본방(本方)의 주치(主治)이다. 이 증에 만약 맥침미(脈沈微)하고 궐이 나타나면 리한(裏寒)으로 사역탕류(四逆湯類)의 치료이다.

당귀 · 계지 · 작약 · 세신 · 대추 · 감초 · 통초

손과 발이 타각적(他覺的)으로 약간 차갑고, 환자 또한 스스로 그 한냉(寒冷)을 느끼는 경우를 궐한(厥寒)이라고 한다. 타각적(他覺的)으로 궐냉(厥冷)한데 환자가 반드시 이것을 느끼지 못하는 것은 궐냉(厥冷)이다. 이 수족궐한(手足厥寒)은 원래 하초(下焦)가 허(虛)한데 수사(水邪)가 정체하여 정기(精氣)의 순행이 불충분한 상태에서 외부의 사기(邪氣)에 감촉된 경우로, 당연히 맥세욕절(脈細欲絕)하고 앞의 장의 맥활(脈滑)과는 상반된다. 무릇 내(內)에 한(寒)이 없고 외(外)에 한후(寒候)가 왕성한 경우는 온산(溫散)해야 하며, 본방(本方)의 주치(主治)이다.

당귀 · 작약 · 감초 · 통초 · 계지 · 세신 · 생강 · 오수유 · 대추 · 고주

앞의 처방에서 평소보다 축적된 수사(水邪)가 있는 경우인데, 당귀사역탕증(當歸四逆湯證)은 더욱 그 구한(久寒)이 동요하여 만민(滿悶), 구토 등의 증(證)을 나타낸다. 따라서 오수유(吳茱萸) · 생강(生薑)을 추가하여 그 구한(久寒)을 제거한다.

176. 傷寒, 無大熱, 口燥 渴, 心煩, 背微惡寒者, 白虎加人蔘湯主之.

360. 白虎湯. — 傷寒, 脈滑而厥者, 裏有熱也,

361. 當歸四逆湯. — 手足厥寒, 脈細欲絕者,

362. 宜當歸四逆加吳茱萸生薑湯. — 若其人, 內有久寒者,

열이 있는 경우에 대한출(大汗出)하면 그 열은 없어져야 하는데 열이 사라지지 않고, 복내구급(腹內拘急)하고, 대한출(大汗出)하여 진액(津液)을 잃어 사지통(四肢痛)이 있고, 또한 허한(虛寒)이 리(裏)에 왕성하여 하리궐역(下利厥逆)하고 오한(惡寒)하는 중증(重證)도 이것과 동일하게 사역탕(四逆湯)이 주치(主治)하는 것이다. 이 증에서 리한외열(裏寒外熱)하고 맥이 미약하여 끊어질 것 같은 경우는 통맥사역탕(通脈四逆湯)의 증(證)이다.

탈한(脫汗)하여 안면이 땀으로 축축해지고, 수(水)가 몰려서 대하리(大下利)하면 진액(津液)을 빼앗긴다. 그 결과 갑자기 허한(虛寒)의 증에 빠져 궐냉(厥冷)하는 경우는 사역탕(四逆湯)의 치(治)이다. 증의 앞에 '대(大)' 자가 붙는 것은 대부분 사역탕(四逆湯)의 극지(極地)이다.

3. 앞의 장에서는 정음(停飮)·사독(邪毒)이 흉중(胸中)에 결실(結實)하여 궐(厥)을 나타내는 경우를 예로 들고, 뒷장에서는 수음(水飮)이 심하(心下)에 동요함으로 인하여 궐을 나타내는 경우를 예로 들어 함께 궐음병(厥陰病)의 유증(類證)을 논한다.

손과 발을 만져 보면 궐냉(厥冷)하여 언뜻 보기에 허한(虛寒)의 증과 비슷하지만, 맥(脈)이 잠깐 긴(緊)을 보이는 경우는 사독(邪毒)이 내(內)에 결실(結實)하고 때때로 동요하는 기세이다. 이것은 객기(客氣)가 흉부에 맺혀 응결되는(結實) 경우로, 공복이 되어도 먹을 수 없다. 이것은 토법(吐法)을 이용하여 흉중(胸中)의 사독(邪毒)을 제거해야 한다. 이 증(證)은 치자시탕증(梔子豉湯證)과 비슷하지만 본방(本方)에는 두한(頭汗)이 없다.

360. 傷寒, 脈滑而厥者, 裏有熱也, 白虎湯主之.

361. 手足厥寒, … 當歸四逆湯主之.

363. **四逆湯**. — 大汗出, 熱不去, 內拘急, 四肢疼, 又下利 厥逆 而惡寒者,

364. **四逆湯**. — 大汗, 若大下利, 而厥冷者,

361. 手足厥寒, 脈細欲絕者, 當歸四逆湯主之.

365. **宜瓜蒂散**. — 病人 手足厥冷, 脈乍緊者, 邪結在胸中, 心中滿而煩, 饑不能食者, 病在胸中, 當須吐之,

상한(傷寒)에서 수기(水氣)가 심하(心下)에 동요(動搖)하여 사지가 차가와지는 한편, 동요하는 수기(水氣)에 의해 계(悸)하는 경우는 우선 그 수기(水氣)를 복령감초탕(茯苓甘草湯)으로 치료하여 계(悸)를 구하고, 그 후에 궐〔厥-사역산증(四逆散證)〕을 치료해야 한다. 이것은 급한 것을 먼저 치료하고 완만한 것을 나중에 치료하는 선급후완(先急後緩)의 법이다. 잘못해서 수기(水氣)를 치료하지 않고 먼저 궐(厥)을 치료하면, 그 정수(停水)가 복중(腹中)으로 침입하여 결국 하리(下利)가 된다.

4. 첫 장에서 본래 한하(寒下)해야 하는 경우인데 오치(誤治)를 행하여 심흉에 울열(鬱熱)을 일으킨 증을 예로 들고, 그 다음에 리한(裏寒)의 급증에 오치(誤治)를 시행하여 창만(脹滿)의 변화를 나타내는 지경에 이르는 것을 보여주고, 종장에서는 리한(裏寒)이 극에 달한 경우를 예로 들어 주로 궐음(厥陰)의 유증(類證) 및 정증(正證), 즉 음양착잡(陰陽錯雜) 및 궐기상행(厥氣上行)의 증(證)을 논한다.

건강 · 황련 · 황금 · 인삼

원래 리한(裏寒)에 의해 하리(下利)하는 경우를 리열(裏熱)에 의해 하리(下利)하는 것으로 오인하여 혹 토(吐)하거나, 혹 하(下)하면 리한(裏寒)의 기와 약(藥)의 기(氣)가 심흉(心胸) 속에서 서로 부딪쳐 밀어내어 토하(吐下)의 여러 증후가 나타나며, 먹으면 바로 토하는 본방증(本方證)이 된다.

완곡(完穀)을 하리(下利)하는 급증(急證)의 경우는 정기진액(精氣津液)이 이미 쇠망하고 리한(裏寒)이 매우 왕성한 증(證)이다. 예를 들어 표열(表熱)이 있어도 선급후완(先急後緩)의 법을 따라서 우선 사역탕(四逆湯)으로 가장 시급한 리한(裏寒)을 온산(溫散)해야 한다. 그런데도 불구하고 잘못하여 표를 먼저 치료하고 리를 나중에 치료하는 선표후리(先表後裏)의 법칙에 집착하여 계지탕(桂枝湯)으로 그 표(表)를 공격하여 이것을 발한(發汗)하면 내(內)의 허한(虛寒)은 더욱 증극(增劇)하여 반드시 창만(脹滿)의 변화를 일으켜 결국 위독함에 빠지게 된다.

73. 傷寒, 汗出而不渴者, 茯苓甘草湯主之.

365. 病人 手足厥冷, … 宜瓜蔕散.

366. 當服茯苓甘草湯. — 傷寒, 厥而心下悸者, 宜先治水,
— 卻治其厥, 不爾 水漬入胃 必作利也.

360. 傷寒, 脈滑而厥者, 裏有熱也, 白虎湯主之.

369. 乾薑黃連黃芩人蔘湯. — 傷寒, 本自寒下, 醫復吐下之, 寒格更逆
吐下, 若食入口卽吐者,

234. 脈浮而遲, 表熱裏寒, 下利淸穀者, 四逆湯主之.

375. 下利淸穀, 不可攻表, 汗出必脹滿.

청곡(淸穀)을 하리(下利)하는 것은 리한(裏寒)이 가장 왕성한 증으로, 그 리한(裏寒)이 극에 이르면 반드시 허열(虛熱)을 일으키고 결국 이것이 바깥으로 드러나 리한외열(裏寒外熱)이 된다. 게다가 탈한(脫汗)하여 궐(厥)하는 경우는 진액(津液) 손실이 심하기 때문에 결국 맥(脈)이 미약해져 끊어질 것 같은 지경에 이른다. 이것은 통맥사역탕(通脈四逆湯)의 주치(主治)이다. 사역탕(四逆湯)과 통맥사역탕(通脈四逆湯)은 그 맥증(脈證)을 달리하지 않고 오직 한 발자국의 완급(緩急)에 차이가 있다. 통맥사역탕(通脈四逆湯)은 폭급(暴急)한 증으로 양기(陽氣)가 소진되는 망양증(亡陽症)이니, 빨리 치료하지 않으면 패증(敗症)이 나타난다. 따라서 건강(乾薑)을 두배로 하여 장차 없어지려고 하는 양(陽)을 급히 구한다.

5. 382, 384장에서는 열리(熱利)의 증(證)을 예로 들고, 383장에서는 표리양증(表裏兩證)의 경우를 예로 들고, 385장에서는 리실(裏實)에 의한 열리(熱利)의 일증(一證)을 예로 들고, 종장에서는 하리후(下利後)에 번(煩)을 발(發)하는 경우를 예로 들어 왜 궐음병(厥陰病)의 유증(類證)인지를 논한다.

백두옹 · 황련 · 황백 · 진피

리(裏)에 열이 있어 하리(下利)하되 열변(熱便)을 하(下)하는 것이 빈번하고, 또한 여러 번 대변을 보려고 시도하지만 통리(通利)하기 어렵고 항문부에 중체감이 있는 후중(後重)이 있는 경우는 본방(本方)의 주치(主治)이다. 이 증(證)은 승기탕(承氣湯)과 같은 양명위실(陽明胃實)의 증과는 매우 구별된다.

청곡(淸穀)을 하리(下利)하는 지경에는 이르지 않고, 맥이 미세(微細), 사지궐냉(四肢厥冷)하고 복창만(腹脹滿)이 나타나는 경우는 리한(裏寒)이 있는 곳에서 리한(裏寒)을 온산(溫散)하는 사역탕(四逆湯)의 치(治)이다. 또한 표증(表證)의 신체동통(身體疼痛)이 있어도 급한 리한(裏寒)을 먼저 구한 후 계지탕증(桂枝湯證)을 치료한다. 이것은 선급후완(先急後緩)의 법이다.

375. 下利淸穀, 不可攻表, 汗出必脹滿.

381. 通脈四逆湯. — 下利淸穀, 裏寒外熱, 汗出而厥者,

382. 白頭翁湯. — 熱利, 下重者,

383. 溫裏, 四逆湯. — 下利, 腹脹滿, 身體疼痛者, 先溫其裏,
攻表, 桂枝湯. — 乃攻其表,

하리(下利)하면서 물을 마시려 하는 것은 겉으로 열상(熱狀)이 없어도 진액(津液)이 건조하여 열을 발생하고 그 열이 잠복하여 리(裏)에 머물기 때문에 발생하는 열리(熱利)이다. 리(裏)에 한(寒)이 있어 외열(外熱)을 끼고 합하여 하리(下利)하는 경우는 협열리(協熱利)이다. 열리(熱利)는 맥이 삭(數)하며 힘이 있고, 협열리(協熱利)는 맥이 미약(微弱)하다.

무릇 하리(下利)하는 경우에는 섬어(譫語)하지 않지만, 여기에서 하리(下利)하고 섬어(譫語)하는 것은 리실(裏實)의 증으로 이미 조시(燥屎)가 맺혀 이루어진 경우이다. 신속하게 소승기탕(小承氣湯)으로 이것을 하(下)하면 하리(下利), 섬어(譫語)가 함께 그친다. 대승기탕(大承氣湯)이 아닌 소승기탕(小承氣湯)으로 하는 것은 그 증(證)의 심하고 가벼운 정도에 따른 권의(權宜)의 법이다.

승기탕(承氣湯)을 주어 하리(下利)는 그쳤는데, 원래부터 있던 미번(微煩)이 더욱 심해져 심하(心下)가 연약해진 경우는, 통리(通利)함으로 말미암아 조시(燥屎)가 제거되고 그 결과 리(裏)가 다소 허하여져서 남은 사기(邪氣)가 거슬러 올라가 흉중(胸中)에 막혀서 발생하는 것으로, 이러한 허번(虛煩)은 치자시탕(梔子豉湯)의 치(治)이다.

382. 熱利, 下重者, 白頭翁湯主之.

384. 白頭翁湯. — 下利 欲飮水者, 以有熱故也,

385. 宜小承氣湯. — 下利, 譫語者, 有燥屎也,

386. 宜梔子豉湯. — 下利後, 更煩, 按之心下濡者, 爲虛煩也,

6. 음증(陰證)으로 토하고 맥이 약(弱)한 경우를 예를 들고, 다음으로 음증(陰證)으로 건구(乾嘔)하고 연말(涎沫)을 토하며 두통이 있는 경우를 예로 들어 함께 궐음병(厥陰病)의 유증(類證)을 논하고, 종장에서는 음위(陰位)에서 양위(陽位)로 회복하여 토하고 발열하는 소양(少陽)의 한가지 증을 논한다.

구(嘔)에는 실증(實證)과 허증(虛證)이 있다. 여기에서의 구(嘔)는 하리(下利) 후의 구(嘔)이니, 하리(下利)함으로 인하여 심하게 진액(津液)을 잃어 내(內)가 허한(虛寒)하여 맥약(脈弱)이 나타나므로 허증(虛證)이다. 하리(下利)로 진액(津液)을 잃었는데 다시 소변리(小便利)하면 점점 더 진액(津液)을 잃게 되어 허한(虛寒)이 더욱 심해지고, 그 극에 달하면 허열(虛熱)을 발하여 몸에 나타난다. 이것은 리한외열(裏寒外熱)이다. 여기까지는 사역탕(四逆湯)으로 구할 수 있지만, 만약 궐증(厥證)이 나타남에 이르면 진액(津液)이 이미 다한 것으로 약의 처방으로 대처할 수 없다.

한음(寒飮)이 내(內)에 정체되어 건구(乾嘔)하고, 건구(乾嘔)함으로 인하여 갑자기 한음(寒飮)의 동요가 발생하여 하얀 거품 같은 침을 뱉어내어 그 한음(寒飮)을 밖으로 토해내고, 또한 내(內)에 정체한 한음(寒飮)의 탁기(濁氣)가 상역(上逆)하여 머리가 아픈 경우는 모두 한음(寒飮) 때문에 발생하는 것으로, 본방(本方)의 주치(主治)이다.

소음(少陰)의 극(極)에서 더욱 진행하여 완전히 궐음(厥陰)의 위(位)에 빠지면 대부분 위독한 상태로 구하기 어렵지만, 만약 병세가 완이(緩易)하고 양호한 경과를 취할 때는 음위(陰位)에서 다시 양위(陽位)로 회복하여 치유가 되는 쪽으로 진행되는 경우가 있다. 이 때는 소양(少陽)으로 전변하는 경우가 많다. 소시호탕(小柴胡湯)의 치(治)이다. 대체적으로 표증(表證)이 없고, 다만 희구(喜嘔)의 한 가지 증후가 나타나고 발열(發熱)하는 것은 소시호탕(小柴胡湯)을 이용해야 한다.

前章에서의 下利

388. 四逆湯. — 嘔而脈弱, 小便復利, 身有微熱, 見厥者難治,

389. 吳茱萸湯. — 乾嘔, 吐涎沫, 頭痛者,

390. 小柴胡湯. — 嘔而發熱者,

곽란병

(霍亂病)

본편은 본서(本書)의 여론(餘論)이다. 곽(霍)이란 휘곽(揮霍)의 의미로 신속한 모양이다. 란(亂)이란 요란(撩亂)의 의미로 분란(紛亂)하는 모양이다. 곽란병(霍亂病)이란 대개 휘곽(揮霍)의 사이에 요란하게 이르는 병이다. 오늘날 콜레라 양상의 질환과 유사한 증이라고 전해지고 있으나, 수재된 약방은 급·만성병에도 많이 응용되기 때문에 소홀히 해서는 안 된다. 이 편에서 논할 것은 밖으로는 사기(邪氣)에 감수되고 안으로는 음식, 생냉(生冷)으로 손상받아서 갑자기 토리(吐利), 한출(汗出), 두통, 발열, 신통(身痛), 오한(惡寒), 사지구급(四肢拘急), 수족궐냉(手足厥冷) 등의 여러 징후가 나타나는 경우의 맥(脈), 증(證)과 그 치료이다.

본편은 순서가 심하게 뒤섞여 있으니 오쿠다(奧田) 선생님이 갱신한 것을 따라서 이것을 기술한다.

1. 첫 장에는 곽란(霍亂)이 다소 완이(緩易)한 음양(陰陽)의 이증(二證)의 경우를 예로 들고, 다음으로 치유되고는 있지만 표증(表證)이 완전히 사라지지 않은 경우, 다음으로 음증(陰證)으로 오한(惡寒)이 더해진 경우, 다음으로 리허(裏虛)가 심해진 일증(一證), 다음으로 리허(裏虛)가 한층 깊고 격렬해진 일증(一證), 다음으로 리허(裏虛)가 극에 달하여 진액 대부분을 망실하여 위험한 상태에 빠지는 일증(一證)을 예로 들어 그 치료를 분명히 하고, 종장에서는 곽란(霍亂)의 회복에 이르게 되는 경우를 예로 들어 병 후(病後)의 섭양(攝養)을 논하여 본편을 종결한다.

토사(吐瀉)병으로 두통, 발열(發熱), 신동통(身疼痛)하는 것은 사열(邪熱)이 오로지 표(表)에 있는 것이다. 그 열(熱)이 한(寒)에 비해 많고, 물을 마시려고 하는 것은 리증(裏證)으로, 표리(表裏)의 증이 있는 경우는 오령산(五苓散)의 치(治)이다.

인삼 · 감초 · 백출 · 건강

곽란(霍亂)이라도 오령산증(五苓散證)과 같은 열후(熱候)가 없고, 또한 갈증으로 물을 마시는 증이 없는 경우는 곽란(霍亂) 중에서도 음증(陰證)으로 이중환(理中丸)의 주치(主治)이다. 이중환(理中丸)은 일명 인삼탕으로 칭한다.

곽란(霍亂)이 다행히 치유되어 점차로 토리(吐利)가 함께 그치기에 이른다. 그러나 남은 사기(邪氣)가 완전히 해소(解消)되지 않았기 때문에 신통(身痛)이 그치지 않는 경우는 계지탕(桂枝湯)으로 완화(緩和)시키면서 치료해야 한다.

이중환증(理中丸證)이 더욱 진행하여 토리(吐利)하고 탈한(脫汗)에 가깝도록 땀이 나는 것은 정기(精氣)가 쇠약하여 사기(邪氣)에 견디지 못하는 징후이다. 또한 발열(發熱), 오한(惡寒)하는 것은 표열리한(表熱裏寒)과 동일하게 곽란병(霍亂病)이 진행한 것으로, 진액(津液)을 잃어 사지구급(四肢拘急)하고 허한(虛寒)이 심해져 수족궐냉(手足厥冷)하는 경우는 이중환(理中丸)이 미칠 바가 아니다. 이것은 사역탕(四逆湯)의 주치(主治)이다.

1. (398) 五苓散. — 霍亂, 頭痛 發熱 身疼痛, 熱多欲飮水者,

理中丸. — 寒多不用水者,

2. (399) 宜桂枝湯小和之. — 吐利止, 而身痛不休者, 當消息和解其外,

3. (400) 四逆湯. — 吐利 汗出, 發熱 惡寒, 四肢拘急, 手足厥冷者,

사역탕(四逆湯) 방내(方內)에 가 인삼 일량(加人蔘一兩)

곽란(霍亂)으로 토사(吐瀉)를 발(發)하고, 리허(裏虛)하여 오한(惡寒)이 나타나고, 맥(脈)은 미(微)하고, 하리(下利)가 더욱 증가하고, 진액(津液)을 손실함이 많아지는 까닭으로 자연스럽게 하리(下利)가 그치는 지경에 이르는 것은 망혈(亡血)이다. 망혈(亡血)은 망진액(亡津液)을 말하는 것이고, 망진액(亡津液)의 결과 그 하리(下利)의 기세도 잃게 되는 상황에 이른 경우는 사역가인삼탕(四逆加人蔘湯)의 주치(主治)이다. 사역가인삼탕증(四逆加人蔘湯證)은 그 허(虛)가 리(裏)에서 심하고 그 상태가 급박하다. 사역탕증(四逆湯證)은 허(虛)가 온몸에 미치지만 그 상태는 반대로 급박하지 않다. 사역가인삼탕증(四逆加人蔘湯證)은 허(虛)를 본(本)으로 하고 설사(痢)를 표(標)로 하며, 백통탕증(白通湯證)은 설사(痢)를 본(本)으로 하고, 허(虛)를 표(標)로 한다.

토리(吐利)에 의해 완전히 진액(津液)을 망실(亡失)하여 크게 허한(虛寒)에 빠진 경우인데 오히려 소변이 원활하게 나오고 게다가 또한 땀이 많이 난다. 이에 이르러 진액(津液)은 점점 소진(消盡)되고, 허한(虛寒)은 더욱 더 심해지며, 하리청곡(下利淸穀)하고, 내한외열(內寒外熱)하는 경우는 허한(虛寒)이 그 극(極)에 이르러 맥(脈)도 또한 미(微)하여 끊어지려고 한다. 이것은 통맥사역탕(通脈四逆湯)의 치(治)이다.

400. 吐利 汗出, 發熱 惡寒, … 手足厥冷者, 四逆湯主之.

4. (397) 四逆加人蔘湯. — 惡寒, 脈微而復利, 利止 亡血也,

5. (401) 通脈四逆湯. — 旣吐且利, 小便復利, 而大汗出, 下利淸穀, 內寒外熱, 脈微欲絕者,

감초 · 건강 · 부자 · 저담

리허(裏虛)가 더욱 더 깊어지고, 진액망실(津液亡失)한데 토하(吐下)로 공급되는 진액이 없어 결국 토하(吐下)하는 기세를 전부 잃고, 탈한(脫汗)하여 전신이 궐냉(厥冷)하고, 사지구급(四肢拘急)은 조금도 풀리지 않고 심해지며, 맥은 미(微)하여 끊어지려고 하는 경우는 가장 중증(重證)으로 생사가 실 하나에 달려 있다. 치법(治法)의 극(極)인 본방(本方)의 주치(主治)이다.

토리(吐利), 발한(發汗)의 증이 먼저 멈추고, 맥은 평상으로 회복되고, 단지 약간 번(煩)하는 것은 위기(胃氣)가 아직 강건하게 되지 않았는데 음식을 절제하여 위기(胃氣)를 조양(調養)하지 않았기 때문으로, 약치(藥治)는 필요로 하지 않지만 정양(靜養)하지 않으면 안 된다. 원래 곽란(霍亂)은 내(內)의 손상이 그 주증으로, 본장에서 그 편을 맺는다.

400. 吐利 汗出, … 手足厥冷者, 四逆湯主之.

401. … 脈微欲絕者, 通脈四逆湯主之.

6. (402) **通脈四逆加猪膽汁湯**. — 吐已下斷, 汗出而厥, 四肢拘急不解,

앞의 몇 장

7. (403) 吐利 發汗後, 脈平, 小煩者, 以新虛不勝穀氣故也.

음양역차후노복병 맥증

(陰陽易差後勞復病 脈證)

본편은 본서의 부수적인 이론이다. 병이 새롭게 차도를 보일 때 매우 조기에 남녀가 교합함으로 인하여 병이 교역(交逆)하여 새로운 병증이 나타나는 경우 및, 병후에 기거노작(起居勞作)을 삼가지 않고 그 노력이 매우 지나침으로 인해 다시 병이 드는 경우 등의 여러 장을 모아서 그 치료를 논한다.

1. 첫 장에서 병이 나은 이후에 노복(勞復: 노동으로 인해 다시 병이 드는 경우) 및 식복(食復: 음식을 조심하지 않아 다시 병이 드는 경우)의 증(證)을 예로 들고, 다음 장에서 병이 나은 이후 다시 심해진 증으로 소양(少陽)에 속하는 경우와 표증(表證)과 리증(裏證)에 속하는 경우를 예로 들고, 다음에 병이 나은 이후 남은 증으로 수기(水氣)가 하초(下焦)에 모이는 경우, 다음에 남은 증상이 중초(中焦)에 모이는 경우를 예로 들고, 종장에서는 여열(餘熱)이 안에서 생겨 기역(氣逆)이 심한 경우를 예로 들어 각각 그 치료를 논하는 것으로 이 한편을 끝마친다.

지실 · 치자 · 향시 · 대황

여러 병이 나아서 풀렸으나 아직 완전히 평상으로 회복되지 않았는데 노작(勞作)으로 인하여 병이 재발하여 여열(餘熱)이 거슬러 올라가 심흉(心胸)에 울(鬱)하여, 혹은 흉만(胸滿)하고, 혹은 흉중(胸中)이 막혀 열기(熱氣)를 발하여 허번(虛煩)하는 경우는 지실치자시탕(枳實梔子豉湯)으로 다스린다. 또한 음식상(飮食傷)으로 음식물이 정체하여 혹은 탄산조잡(呑酸嘈囃)하고, 혹은 심복창통(心腹脹痛)하고, 혹은 열후(熱候)가 있는 등의 증상을 발(發)하는 경우는 본방에 대황(大黃)을 가하여 다스린다.

여러 병이 아직 완전히 평상대로 회복되지 않았는데, 노력(勞力)에 기인하지 않고 우연히 사열(邪熱)이 다시 타 올라서 다시 발열(發熱)하고, 맥이 부(浮)하지도 않고 침(沈)하지도 않은 경우는 소시호탕(小柴胡湯)의 주치(主治)이다.
위의 증에서 맥(脈)이 부(浮)한 경우는 표증(表證)이니 발한(發汗)으로 말미암아 치료하고, 맥(脈)이 침실(沈實)한 경우는 리증(裏證)이니 하법(下法)으로 이것을 치료한다.

모려 · 택사 · 과루근 · 촉칠 · 정력자 · 상육 · 해조

여러 병이 나은 후에 정기(精氣)가 아직 평소대로 회복하지 못하고, 기혈(氣血)의 순환이 방해를 받아 수기(水氣)가 주로 하부에 울체(鬱滯)하여 소변이 원활하지 못하고, 허리 이하에 부종이 있는데 아직 상부에는 미치지 않은 경우는 본방(本方)의 주치(主治)이다. 본방(本方)은 허종(虛腫)인 경우의 초기에 적합하다.

405. **枳實梔子豉湯**. — 大病差後, 勞復者,
加大黃. — 若有宿食者,

406. **小柴胡湯**. — 傷寒差已後, 更發熱者,
以汗解之. — 脈浮者,
以下解之. — 脈沈實者,

407. **牡蠣澤瀉散**. — 大病差後, 從腰已下 有水氣者,

여러 병이 나은 이후, 위기(胃氣)가 쇠약해져 종종 맑은 침을 토해내고, 그 침을 잘 뱉는 증상이 오랫동안 그치지 않는 것은 내(內)에 한음(寒飮)이 있어서 소화의 기능을 방해하여 진액(津液)을 운화할 수 없게 되었기 때문이다. 이중환(理中丸)으로 위를 따뜻하게 하는 것이 좋다.

죽엽 · 석고 · 반하 · 인삼 · 감초 · 갱미 · 맥문동

여러 병이 나은 후에 피로곤비(疲勞困憊)하고, 몸이 마르며, 미약한 천표성(淺表性)의 호흡곤란을 보이고, 내(內)의 허열(虛熱)이 상역(上逆)하여 번민(煩悶)하고, 또한 허열(虛熱)이 흉중(胸中)으로 몰려 토하려고 하는 것은 죽엽석고탕(竹葉石膏湯)의 주치(主治)이다.

407. 大病差後, 從腰已下 有水氣者, 牡蠣澤瀉散主之.

408. 宜理中丸. — 大病差後, 喜唾, 久不了了者, 胃上有寒, 當以丸藥溫之,

409. 竹葉石膏湯. — 傷寒解後, 虛羸 少氣, 氣逆欲吐者,

제 2 장

證의 흐름 – 中風

太陽病篇 태양병편

병의 초발(初發)은 체표상부(體表上部)로 치솟으며, 적극적으로 발동하면 상행(上行)하고 온난(溫暖)하다. 양증(陽證)은 맥부(脈浮)하고, 사열(邪熱)이 상행(上行)하여 두통하고 항배강(項背强)하며, 오한(惡寒)에 뒤이어 발열(發熱)한다.

중풍(中風)은 양성(良性)인 경우이다. 한출(汗出), 맥부완(脈浮緩)은 발양산만(發揚散漫)의 형상이다. 중풍(中風)의 병정(病情)은 동요산만(動搖散漫)이다.

초기에 있어서 양증(陽證)이고, 병정(病情)이 완이(緩易)하여 칩복(蟄伏), 응결(凝結)의 기세는 없다.

앞의 장의 경우는 아직 반드시 한출(汗出)하는 것은 아니다. 이 장의 경우는 땀은 나지만 외증(外證)이 조화롭지는 않다.

평소에도 고질적인 항배강(項背强)이 있는 사람이 계지탕증(桂枝湯證)을 앓게 되면 계지탕증(桂枝湯證)보다 다소 깊고 갈근탕증(葛根湯證)에 비하면 오히려 얕으며, 병위는 아직 태양병(太陽病) 허증(虛證)에 속하게 된다.

하(下)한 후 상충(上衝)의 변화가 일어나지만, 병위(病位)는 계지탕증(桂枝湯證)이다. 심해지면 계지거작약탕(桂枝去芍藥湯)의 치(治)이다.

太陽病 少陽病 陽明病 太陰病 少陰病 厥陰病

虛 虛 虛

1. 太陽之爲病, 脈浮, 頭項强痛, 而惡寒.

2. 名爲中風. — …, 發熱, 汗出, 惡風, 脈緩者,

12. 桂枝湯. — …, 陽浮者 熱自發 陰弱者 汗自出, … 翕翕發熱 …,

13. 桂枝湯. — …, 頭痛, 發熱, 汗出, 惡風者,

14. 桂枝加葛根湯. … 項背强几几, 反汗出, 惡風者,

15. 可與桂枝湯. — … 下之後, 其氣上衝者

정증(正證)이 변하여 패증(敗證)이 된 경우는 그 맥증(脈證)의 변화의 순서를 잘 관찰하여 발한(發汗), 토하(吐下)가 어느 병위를 범하여 거스르는지를 알아내어 그 증을 따라서 치료해야 한다.

탈한(脫汗)하여 음(陰)의 병위에 빠진다. 더욱 깊이 진행하면 작감부자탕(芍甘附子湯)의 치(治)이다.

하법(下法)을 사용한 이후 패증(敗證)이 되어 맥촉(脈促)하고 흉만(胸滿)으로 고통스러운 경우는, 작약(芍藥)을 제거하고 계지(桂枝)의 힘을 충분히 활용하여 흉중(胸中)의 기를 조화(調和)롭게 한다.

계마각반탕(桂麻各半湯)보다 다소 얕다. 본방증(本方證)은 땀이 많다.

오래 지속되는 계지탕증(桂枝湯證). 계지탕(桂枝湯)보다 약간 깊고, 마황탕(麻黃湯)보다 약간 얕은 그 중간이다.

계마각반탕(桂麻各半湯)보다 깊고, 갈(渴), 소변의 원활한 소통의 이상(異常), 체통(體痛) 등 수분의 대사에 이상이 있다.

太陽病 少陽病 陽明病 太陰病 少陰病 厥陰病

虛 虛 虛

15. … 下之後. 其氣上衝者, 可與桂枝湯.

16. 隨證治之. — 太陽病, 三日已發汗, 若吐 若下 若溫鍼, 仍不解者,
此爲壞病, …, 知犯何逆, …,

21. 桂枝加附子湯. — 發汗,
遂漏不止 …,
四肢微急 …,

22. 桂枝去芍藥湯. — … 下之後, 脈促, 胸滿者,

25. 桂枝二麻黃一湯. — … 日再發者,

23. 宜桂麻各半湯. — 太陽病, 得之八九日, … 發熱惡寒, 熱多寒少, …,
一日二三度發 …,

27. 宜桂枝二越婢一湯. — … 發熱惡寒, 熱多寒少, …,

표증(表證)이 단번에 바뀌어 리증(裏證)이 된다. 맥이 홍대(洪大)하여도 그것(桂枝二麻黃一湯)은 맥(脈)이 힘이 없고, 이것(白虎加人蔘湯)은 맥(脈)이 힘이 있다.

허약한 사람이 갈근탕(葛根湯) 양상의 증상을 나타내는 경우에, 소변을 원활히 나오게 하여 심하(心下)의 정수(停水)를 이끌어내면 표증(表證)과 비슷한 반사적 증후(症候)는 완전히 풀린다.

땀이 나지 않아서 혈(血)이 항배(項背)에 무겁고 끈질지게 붙어 응고한 경우이다.

병상(病狀)이 극심한 합병(合病)으로, 표열(表熱)이 왕성하여 땀이 나올 수 없어 그 여세가 일시에 리(裏)에 몰려들어 복약에 기인하지 않고 하리(下利)한다.

앞의 장과 병위(位)는 동일하지만 방향은 다르니, 병세가 극심해 하리(下利)의 수(水)를 위로 끌어들여 구(嘔)가 된다.

太陽病	少陽病	陽明病	太陰病	少陰病	厥陰病

虛

25. … 服桂枝湯, 大汗出, … 宜桂枝二麻黃一湯.

26. 白虎加人蔘湯. — … 大煩渴不解, 脈洪大者,

28. 桂枝去桂加茯苓白朮湯. — … 仍頭項强痛 翕翕發熱 無汗 …,

14. … 項背强几几, 反汗出, 惡風者, 桂枝加葛根湯主之.

31. 葛根湯. — … 項背强, 几几, 無汗, 惡風,

32. 葛根湯. — 太陽與陽明合病者, 必自下利,

33. 葛根加半夏湯. — 太陽與陽明合病, 不下利, 但嘔者,

實 實

오하(誤下)하여 표증(表證)이 아직 풀리지 않고, 리(裏)에 울열(鬱熱)이 있는 경우를 표리쌍해(表裏雙解)의 법으로 치료한다.

피부가 긴폐(緊閉)하여 땀이 없고 수기(水氣)가 울체(鬱滯)하는 경우를 양호하게 한해(汗解)한다.

합병(合病)으로 하리(下利)하지 않고, 토하지 않고, 사기(邪氣)가 흉중(胸中)으로 몰린다. 하법(下法)을 써서는 안 되고 발한(發汗)해야 한다.

예를 들어 10일의 기간이 경과하고 마황탕(麻黃湯)을 주어 후증(後證)의 변화가 어떠한지를 살핀다.

체질이 강장(强壯)한 사람에게 마황탕(麻黃湯)을 주어도 발한(發汗)이 되지 않고 번조(煩躁)하는 경우에 땀을 준열히 발한한다.

太陽病	少陽病	陽明病	太陰病	少陰病	厥陰病

虛

22. 太陽病, 下之後, 脈促, 胸滿者, 桂枝去芍藥湯主之.

32. 太陽與陽明合病者, 必自下利, 葛根湯主之.

34. 葛根黃連黃芩湯. … 利遂不止, 脈促者, … 喘而汗出者,

13. 太陽病, 頭痛, 發熱, 汗出, 惡風者, 桂枝湯主之.

31. … 項背强, 几几, 無汗, 惡風, 葛根湯主之.

35. 麻黃湯. — … 頭痛 發熱, 身疼 腰痛 骨節疼痛, … 無汗而喘者,

36. 宜麻黃湯. 主之. — 太陽與陽明合病, 喘而胸滿者 …,

23. 太陽病, 得之八九日 … 宜桂枝麻黃各半湯.

37. 與麻黃湯. — 太陽病, 十日以去, … 脈但浮者,

12. 太陽中風, 陽浮而陰弱, … 桂枝湯主之.

38. 大靑龍湯. — … 脈浮緊, 發熱 惡寒 身疼痛, 不汗出而煩躁者,

實

발한(發汗) 후 잔여증상이 있는 경우는 계지탕(桂枝湯)의 치(治)이다.

표증(表證)이 오히려 풀리지 않고, 남은 사기(邪氣)가 표사(表邪)를 교란시켜서 미약하게 천(喘)하는 경우는 쌍해(雙解)의 법으로 이것을 치료한다.

표(表)를 먼저 하고 리(裏)를 나중에 하며, 외(外)를 먼저 하고 내(內)를 나중에 하는 선표후리(先表後裏)의 법칙을 나타낸다.

태양(太陽)으로 시작하여 양명(陽明)에 이르는 이양(二陽)의 병병(併病)은 순수한 양명병(陽明病)에 이르지 못하였으므로 하제(下劑)는 불가하다. 이것은 선표후리(先表後裏)의 법이다.

사기(邪氣)가 침체(沈滯)되고 날짜가 경과하였는데도 표증(表證)이 여전히 있는 경우는 발한(發汗)해야 한다.

역상(逆上)을 겸하는 경우는 명현(瞑眩)으로 인하여 코피가 난다.

太陽病 | 少陽病 | 陽明病 | 太陰病 | 少陰病 | 厥陰病

虛

37. 太陽病, 十日以去 … 脈但浮者, 與麻黃湯.

42. 宜桂枝湯. — 太陽病, 外證未解, 脈浮弱者, …,

43. 桂枝加厚朴杏仁湯. — … 下之, 微喘者 …,

44. 宜桂枝湯. 主之. — … 外證未解者, 不可下也, …,

48. 桂枝湯. — 二陽併病, … 因轉屬陽明, 續自微汗出, 不惡寒, 若太陽病證不罷者, …,

23. 太陽病, 得之八九日 … 宜桂枝麻黃各半湯.

46. 麻黃湯. — … 脈浮緊 無汗 發熱 身疼痛, 八九日不解, …,

47. 自衄者愈. … 脈浮緊, 發熱, 身無汗,

實

진액(津液)을 망실하기만 한 경우는 조양(調養)을 합당히 할 수만 있으면 약을 사용하지 않아도 저절로 치유된다.

음식의 수곡(水穀)이 순환하여 소변이 통리(通利)되면 스스로 치유된다.

음양(陰陽)이 자연스럽게 조화롭게 되지 않아 허증(虛證)의 징후를 나타낸다.

양증(陽證)이 갑자기 음위(陰位)로 전변되어 외양(外陽)에 견뎌내지 못하고 번조(煩燥)한다.

발한(發汗)한 후에 진액(津液)이 망실되어 혈행(血行)이 조화스럽지 못하여 신동통(身疼痛)한다. 계지가작약탕증(桂枝加芍藥湯證)으로 맥침지(脈沈遲)하다.

발한(發汗)한 후에 안에 잠복한 열이 수기(水氣)와 서로 부딪혀 한출(汗出)하고 갈(渴)하고 천(喘)하는 경우를 풀어준다.

太陽病 少陽病 陽明病 太陰病 少陰病 厥陰病

虛 虛 虛

58. 必自愈. — 凡病, 若發汗 若吐 若下, 若亡津液, 陰陽自和者,

59. 必自愈. … 得小便利,

60. 以內外俱虛故也.
— … 必振寒,
脈微細,

61. 乾薑附子湯.
— … 晝日煩燥,
… 夜而安靜

62. 桂枝加芍藥生薑人蔘新加湯.
— … 身疼痛,
脈沈遲者,

63. 麻黃杏仁甘草石膏湯. — … 汗出而喘, 無大熱者,

實

평소 원기가 부족한 사람이 심하(心下)의 허기(虛氣)의 상충(上衝)에 견디지 못하고 계동(悸動)하는 경우로 계지거작약탕(桂枝去芍藥湯)보다 한층 극심하다.

수기(水氣)가 변동하여 하복부에 계동(悸動)을 나타내고, 그 기세가 위로 치달아서 분돈(奔豚)이 되려고 한다.

허기(虛氣)를 흩뜨려서 복허만(腹虛滿)을 온리(溫利)하고, 음식이 들어가게 한다.

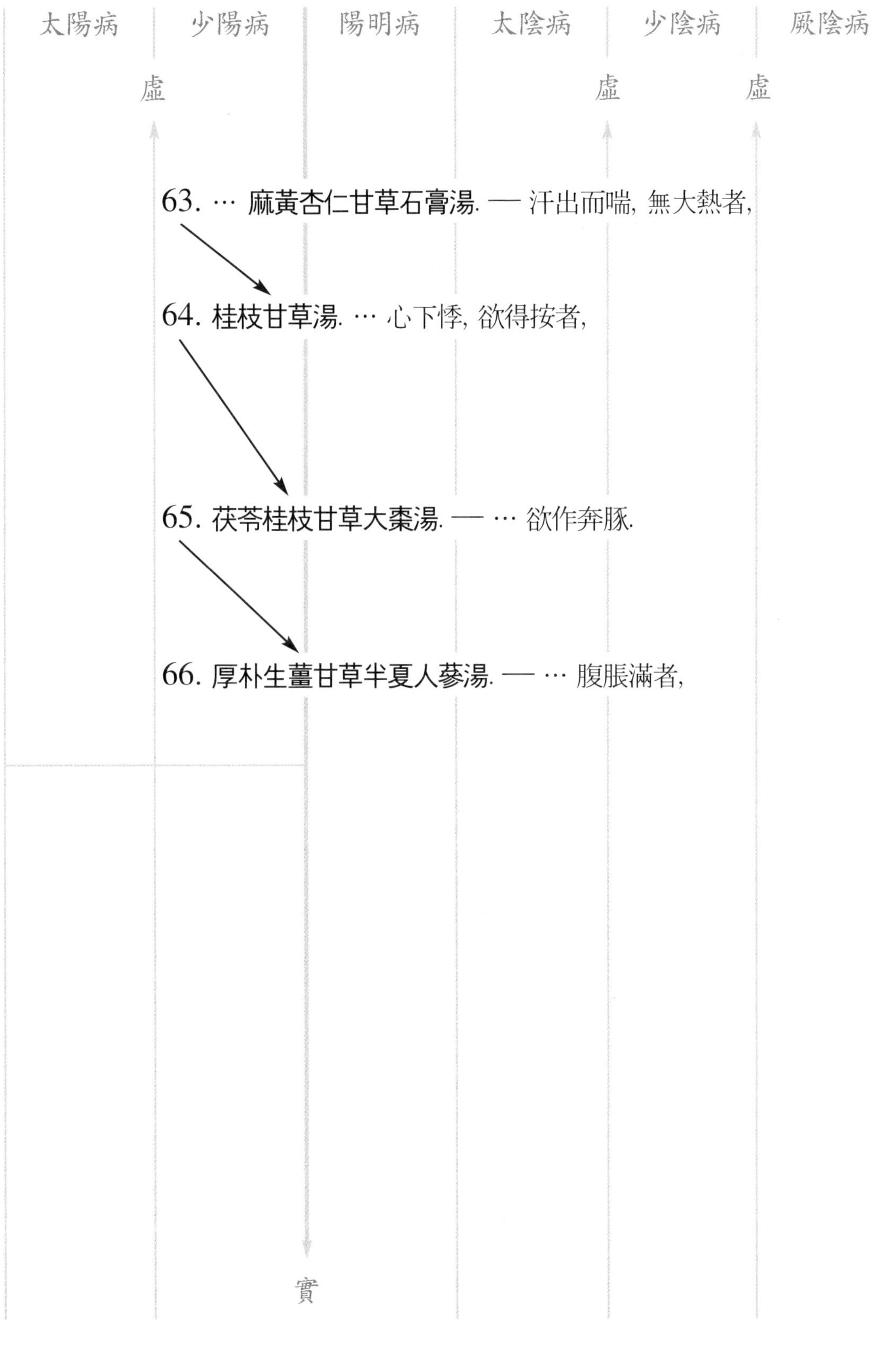
太陽病
少陽病
陽明病
太陰病
少陰病
厥陰病
虛
虛
虛
63. … 麻黃杏仁甘草石膏湯. — 汗出而喘, 無大熱者,
64. 桂枝甘草湯. … 心下悸, 欲得按者,
65. 茯苓桂枝甘草大棗湯. — … 欲作奔豚.
66. 厚朴生薑甘草半夏人蔘湯. — … 腹脹滿者,
實

크게 땀이 난 후에 표증(表證)이 모두 사라지지 않고, 하초(下焦)에 수기(水氣)를 끼고 있어 소갈(消渴)하는 경우이다.

발한(發汗)이 끝났는데 표증(表證)이 오히려 풀리지 않고, 소변불리(小便不利)하고 번갈(煩渴)하는 경우이다.

갈증으로 물을 마시고 싶지만 그 수(水)가 표(表)로 빠지지 않아서 내(內)의 수기(水氣)가 격동하기 때문에 물을 마시면 바로 구토(嘔吐)한다.

수액(水液)이 소진되어 위중(胃中)의 기(氣)가 심중(心中)으로 몰려 심중고뇌(心中苦惱)하여 어찌하기가 어려운 경우이다.

객기(客氣)가 심해져서 상박(上迫)하고, 신열(身熱)로 고통스럽고, 여사(餘邪)가 흉중(胸中)에 머물러 폐색감을 느끼는 경우이다.

발한(發汗)으로 인한 변화가 한층 격심해져서 곧바로 소음(少陰)에 빠지고, 외부에는 허열(虛熱)을 보이고 내부에는 수기(水氣)가 격동하여 심하계(心下悸)하고 두현(頭眩)하는 경우이다.

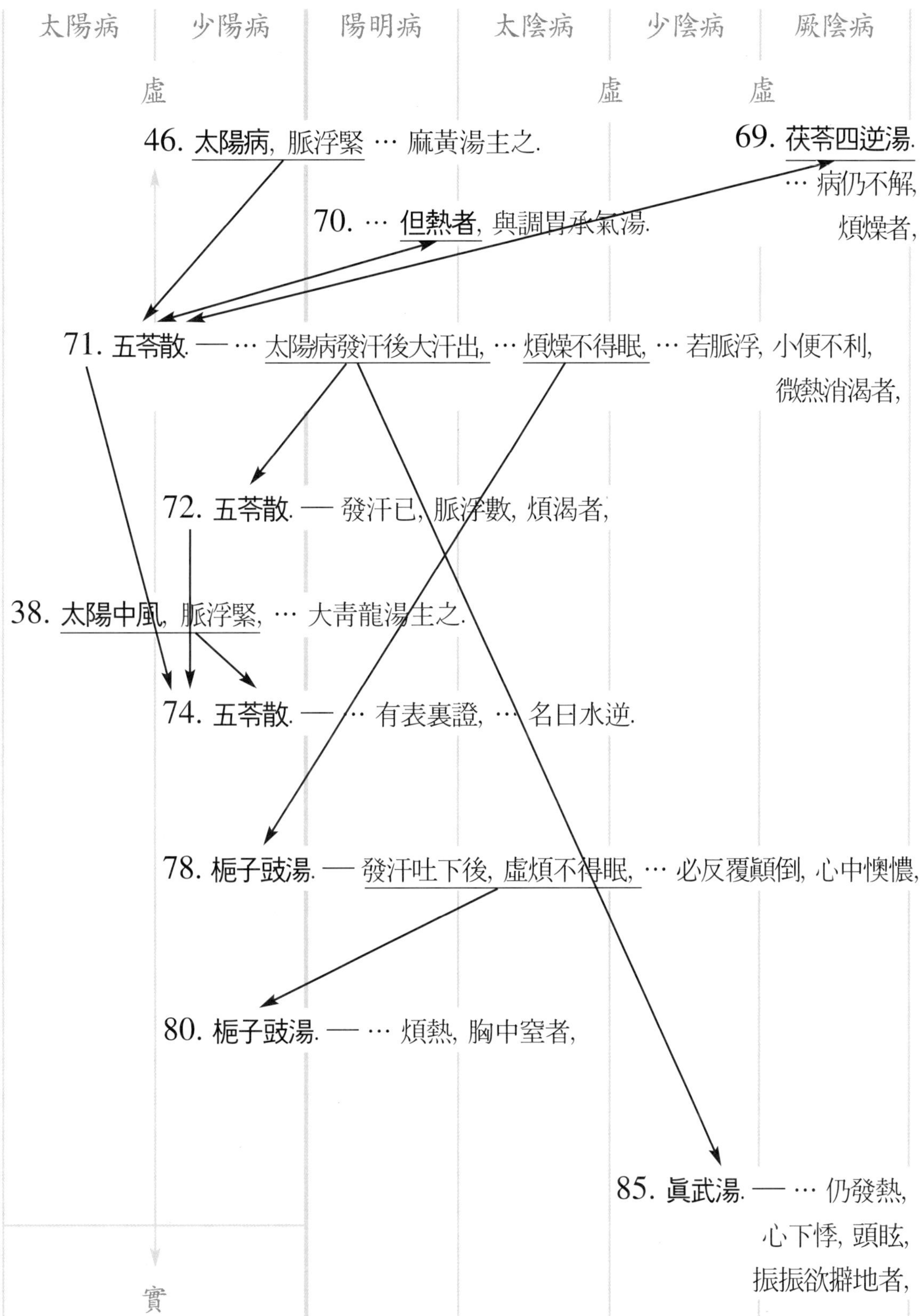
太陽病 少陽病 陽明病 太陰病 少陰病 厥陰病
虛
虛
虛
46. 太陽病, 脈浮緊 … 麻黃湯主之.
69. 茯苓四逆湯. … 病仍不解, 煩燥者,
70. … 但熱者, 與調胃承氣湯.
71. 五苓散. — … 太陽病發汗後大汗出, … 煩燥不得眠, … 若脈浮, 小便不利, 微熱消渴者,
72. 五苓散. — 發汗已, 脈浮數, 煩渴者,
38. 太陽中風, 脈浮緊, … 大青龍湯主之.
74. 五苓散. — … 有表裏證, … 名曰水逆.
78. 梔子豉湯. — 發汗吐下後, 虛煩不得眠, … 必反覆顚倒, 心中懊憹,
80. 梔子豉湯. — … 煩熱, 胸中窒者,
85. 眞武湯. — … 仍發熱, 心下悸, 頭眩, 振振欲擗地者,
實

소양(少陽)의 극지(極地)로 진행하여 구(嘔)가 멈추지 않고, 심하급(心下急)하고 울울미번(鬱鬱微煩)한 경우를 사하(瀉下)시키는 치료 기전(機轉)에 따라 치료한다.

사열(邪熱)이 소복방광(少腹膀胱)에 실(實)하여져서, 소복급결(少腹急結)하고 광(狂)과 비슷한 경우를 공하(攻下)한다.

자연스럽게 토하(吐下)하는 증(證)을 보이는 양명위(陽明位)로 진행하는 토하(吐下)로 괴로워하는 경우의 치(治)이다.

혈열(血熱)이 소복(少腹)에 고정되어 발광을 하는 경우를 하(下)한다. 기(氣)가 상충(上衝)하는 까닭으로 소변은 통리(通利)될 수 있고, 선외후내(先外後內)의 법칙도 적용되지 않는다.

기혈(氣血)이 삽체(澁滯)하는 황달병(黃病)으로, 열(熱)이 혈(血)에 맺혀서 소변은 잘 통리(通利)하니 어혈증(瘀血證)임이 틀림없다.

太陽病	少陽病	陽明病	太陰病	少陰病	厥陰病

虛

37. 太陽病, 十日以去, 脈浮細而嗜臥者 … 與麻黃湯.

108. 與大柴胡湯. — 太陽病, 過經十餘日, 反二三下之, … 嘔不止,
心下急,
鬱鬱微煩者,
…,

111. 宜桃核承氣湯. — 太陽病, 不解, 熱結膀胱, 其人如狂,
… 但少腹急結者,

130. 與調胃承氣湯. — … 溫溫欲吐, … 自極吐下者,

131. 抵當湯. — … 其人發狂者, … 少腹當硬滿,
小便自利者, …,

132. 抵當湯. — 身黃, … 少腹硬, … 小便自利,
其人如狂者 …,

實

열의 울증(鬱蒸)됨은 없고, 다만 수음(水飮)만이 흉부(胸部)에 응결된 경우로, 하제(下劑)의 적응증이 아니고 가벼운 결흉증(結胸證)이다.

심흉(心胸)에 결취(結聚)하는 사독(邪毒)을 하(下)하면 결흉(結胸)의 증뿐만이 아니라 항강(項强)도 저절로 완화된다.

결흉(結胸)은 소양(少陽)의 변위(變位)로, 수(水)와 열(熱)이 흉(胸)에 맺혀 그 맥은 침긴(沈緊)하다. 그 증(證)이 표위(表位)에 있는 맥부대(脈浮大)한 경우는 아직 리(裏)에 결실(結實)하지 않은 것이다. 이것은 하법(下法)을 쓸 수 없다.

열실(熱實)하고, 맥침긴(脈沈緊)하고, 설상조갈(舌上燥渴)하고, 단기(短氣)하고, 격내거통(膈內拒痛)하고, 심하통(心下痛), 심하석경(心下石硬)의 여러 증후가 모두 나타나면서 번조(煩燥)하는 경우는 약방(藥方)의 힘이 미치지 못한다.

이것을 매우 조기에 하(下)한 경우로, 수(水)와 열(熱)이 심흉(心胸)에 모여서 결실(結實)하여 심하석경(心下石硬)의 결흉(結胸)이 된 경우를 준하(峻下)하여 치료한다.

진액(津液)이 고갈하고 열이 울(鬱)하여 상역(上逆)하고, 그 상태가 소복(少腹)에 이른 무겁고 심한 결흉(結胸)이다.

太陽病	少陽病	陽明病	太陰病	少陰病	厥陰病

131. 太陽病, 六七日, 表證仍在, 脈微而沈, 反不結胸,
其人發狂者, 抵當湯主之.

145. 小陷胸湯. … 病正在心下, 按之則痛, 脈浮滑者,

138. 宜大陷胸丸. — 結胸者, 項亦强, 如柔痓狀, 下之則和,

139. 下之則死. — 結胸證, 其脈浮大者, 不可下,

140. 煩燥者亦死. — 結胸證悉具,

141. — 大陷胸湯. — 太陽病, 脈浮而動數,
… 醫反下之, … 動數變遲, 膈內拒痛 …,

144. 大陷胸湯. — … 舌上燥而渴, … 從心下至少腹硬滿而痛,
不可近者,

實

그 시기에 이르지 않았는데도 우연히 월경이 시작하고, 열은 그치고, 표열(表熱)은 혈분(血分)에 들어가 결흉(結胸)처럼 된다. 이것은 변증(變證)이다.

한열왕래(寒熱往來)가 그치지 않고, 그 시기에 이르렀는데도 월경이 시작되지 않는 것은 혈실(血室)로 열을 끌어들인 것으로, 소시호탕(小柴胡湯)으로 혈분(血分)을 풀어준다.

수분(水分)이 사열(邪熱)과 응결되어 심하(心下)에 격동하여, 흉협연급(胸脇攣急)의 증(證)을 보인다.

오직 기(氣)만 심하(心下)에 정체하는 경우를 풀고 사(瀉)한다.

양기(陽氣)가 허탈하여, 오한(惡寒)하고, 냉한(冷汗)이 나오며, 심하비(心下痞)하는 경우이다.

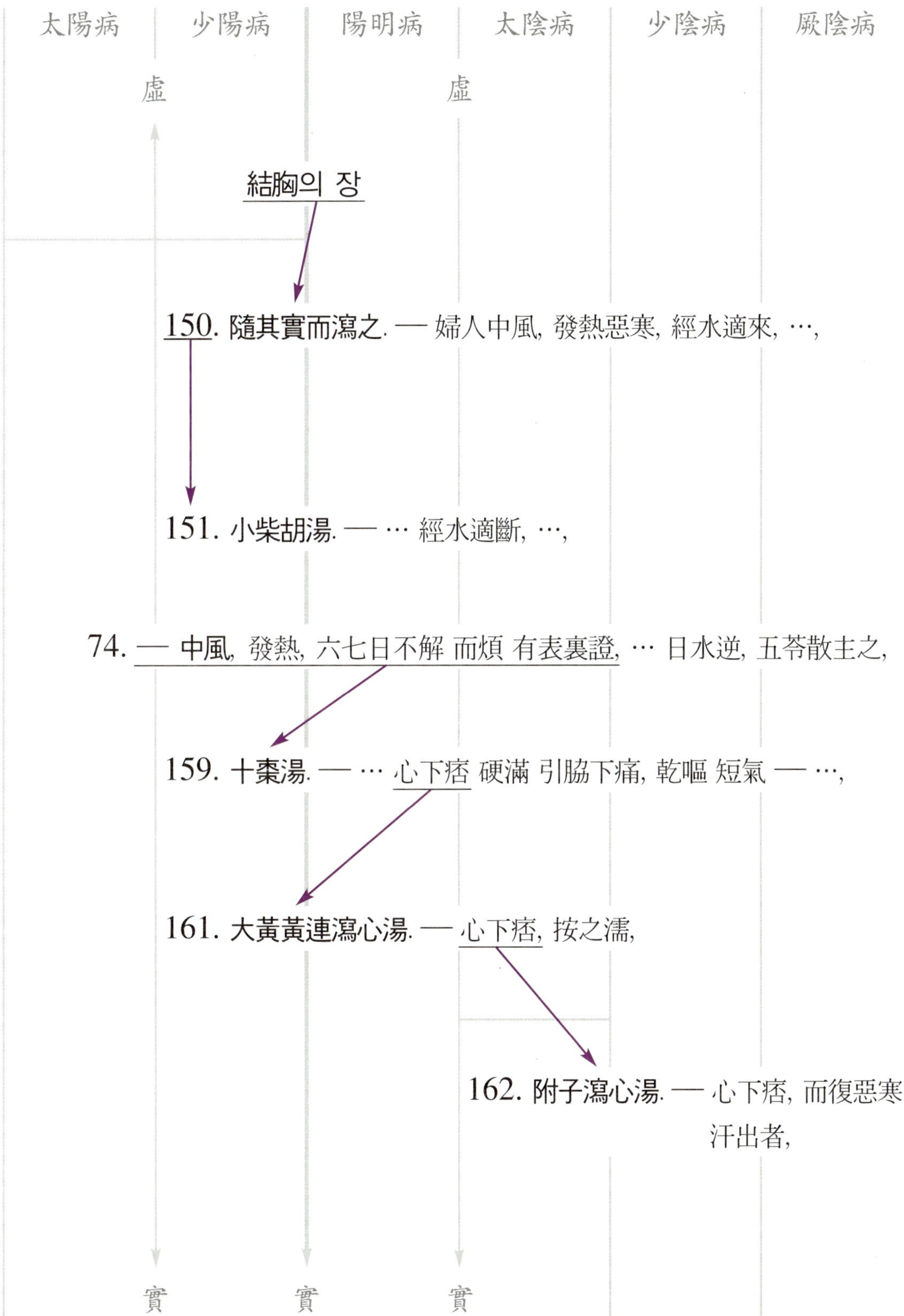
太陽病
少陽病
陽明病
太陰病
少陰病
厥陰病
虛
虛
結胸의 장
150. 隨其實而瀉之. — 婦人中風, 發熱惡寒, 經水適來, …,
151. 小柴胡湯. — … 經水適斷, …,
74. — 中風, 發熱, 六七日不解 而煩 有表裏證, … 曰水逆, 五苓散主之,
159. 十棗湯. — … 心下痞 硬滿 引脇下痛, 乾嘔 短氣 — …,
161. 大黃黃連瀉心湯. — 心下痞, 按之濡,
162. 附子瀉心湯. — 心下痞, 而復惡寒 汗出者,
實
實
實

표증(表證)이 완전하게 그치지 않고, 내(內)로 종종 하(下)하고, 위중(胃中)이 심하게 불순하여 표열(表熱)을 보이면서 하리(下利)한다. 표(表)는 열이 왕성하고, 하리(下利)하며, 심하비경(心下痞硬)하는 경우를 표리쌍해법(表裏雙解法)으로 치료한다.

열이 심흉(心胸)에 울체(鬱滯)하여 자하리(自下利)하고, 그 기세가 곧바로 태양(太陽)에 미친다. 심하(心下)의 아래는 수(水)가 운화되지 않아 하리(下利)한다. 심흉(心胸)의 기혈(氣血) 때문에 상부(上)에 고인 수(水)는 구(嘔)가 된다.

太陽病 少陽病 陽明病 太陰病 少陰病 厥陰病

虛 虛

141. 太陽病, 脈浮而動數, … 隔內拒痛,
… 大陷胸湯主之.

170. 桂枝人蔘湯. — … 遂恊熱而利,
… 心下痞硬, …,

32. 太陽與陽明合病者, 必自下利, 葛根湯主之.

33. 不下利, 但嘔者, 葛根加半夏湯主之.

179. 與黃芩湯. — 太陽與少陽合病, 自下利者. 黃芩加半夏生薑湯.
— 若嘔者,

實

陽明病篇 양명병편

양명(陽明)은 장위(腸胃)를 병의 정부위(正部位)로 하며, 실증(實證)뿐이고 허증(虛證)은 없으나 생리적으로 위기(胃氣) 스스로가 강성(强盛)한 것은 아니다.

식체(食滯)하여 위중만(胃中滿)하고, 토(吐)하지도 하리(下利)하지도 않으며, 복중(腹中)이 실만(實滿)하여 심번(心煩)하는 것이 되풀이되는 경우이다.

소승기탕(小承氣湯)은 설하제(泄下劑)로, 복만(腹滿)하고 대변불통(大便不通)인 경우를 치료하며, 대승기탕(大承氣湯)은 공하제(攻下劑)로 열이 리(裏)에 맺혀서 대변이 조결(燥結)한 증(證)을 치료한다.

대변이 아직 딱딱해지지 않은 경우는 소승기탕증(小承氣湯證)이지만, 이미 조열(潮熱)하고 대변이 약간 딱딱한 경우는 경(硬)을 이루는 기세가 분명하다. 대승기탕(大承氣湯)을 주어 본다.

양명위실(陽明胃實)의 증(證)은 열기가 장위(腸胃)에 충만하고, 그 열(熱)이 심흉(心胸)에 훈증(熏蒸)하여 난언망어(亂言妄語)한다. 정기(精氣)가 쇠(衰)할 때는 사(邪)가 실(實)하여도 섬어(譫語)를 반복한다.

안구가 전동(轉動)하지 않고 호흡의 촉박(促迫)이 극심한 경우는 구할 수 없다. 하리(下利)하여 탈증(脫證)에 이르면 약방(藥方)으로는 치료할 수 없다.

太陽病	少陽病	陽明病	太陰病	少陰病	厥陰病

187. 陽明之爲病, 胃家實也.

130. … 先此時, 自極吐下者, 與調胃承氣湯.

215. 可與調胃承氣湯. … 不吐, 不下, 心煩者,

216. 可與小承氣湯, 微和胃氣. — 若腹大滿不通者,

216. 大承氣湯. — 陽明病, 脉遲, … 手足濈然而汗出者, 此大便已硬也,

217. 可與大承氣湯. — 陽明病, 潮熱, 大便微硬者,

218. 夫實則譫語, 虛則鄭聲 ….

219. 喘滿者死. — 直視譫語, 下利者亦死.

만약에 진액을 손실하여 섬어(譫語)를 발(發)하고 맥이 단색(短濇)한 경우는 죽는다. 맥이 위실(胃實)과 조화(調和)하여 홍대(洪大), 활삭(滑數)한 경우는 구할 수 있다.

백호탕(白虎湯)은 복만(腹滿), 섬어(譫語), 자한(自汗), 유뇨(遺尿) 등 양명병(陽明病)이지만 아직 위실(胃實)에는 이르지 못하고, 동시에 몸이 무거운 태양증(太陽證), 구불인(口不仁) 등의 소양증(少陽證)도 나타난다. 본위(本位)는 양명위(陽明位)로, 발한(發汗), 하법(下法)은 오치(誤治)이다.

태양증(太陽證)이 그치면 이는 완전한 양명(陽明)이다. 이것은 하법(下法)을 쓰면 치유된다.

진액(津液)이 고갈되어 대변이 어렵고, 섬어(譫語)를 발하여도 조열(潮熱)이 없으면 소승기탕(小承氣湯)의 치(治)이다.

太陽病 少陽病 陽明病 太陰病 少陰病 厥陰病

虛

219. 直視譫語, 喘滿者死. 下利者亦死.

220. 脈短者死. ― 發汗多 … 譫語, 脈自和者不死.

216. 陽明病, … 其身必重, 短氣, 腹滿而喘, …
大承氣湯主之.

228. 白虎湯. ― 三陽合病, 腹滿 身重 難以轉側,
口不仁 …, 譫語 遺尿 …

48. 二陽倂病, 發其汗, … 太陽病證不罷者, 不可下, … 如此可小發汗.

229. 宜大承氣湯. ― 二陽倂病, 太陽證罷, … 大便難而
譫語 …,

216. 若汗多 微發熱 惡寒者, 外未解也,
… 未可與承氣湯.

222. 小承氣湯. ― … 胃中燥, 大便必硬,

實 實

맥부이긴(脈浮而緊)과 인조구고(咽燥口苦), 복만이천(腹滿而喘)의 증(證)을 동시에 발현(發現)하여 양명(陽明)의 증이 왕성한 경우는 삼양(三陽)의 합병(合病)이다. 이것을 하(下)하여 심중오뇌(心中懊憹)하는 경우는 치자시탕(梔子豉湯)의 치(治)이다.

만약에 진액(津液)이 손모(損耗)하여 구건설조(口乾舌燥)하고 갈(渴)을 보이는 경우는 백호가인삼탕(白虎加人蔘湯)의 치(治)이다.

사열(邪熱)이 하초(下焦)에 미치고, 리수(裏水)가 하초(下焦)에 정체하여 맥부(脈浮), 발열(發熱), 갈(渴), 소변불리(小便不利)의 증(證)을 보이는 경우는 저령탕(猪苓湯)의 치(治)이다.

한출(汗出)이 많아서 수(水)가 모두 밖으로 새어나가는 경우는 갈증이 있더라도 함부로 이뇨작용이 있는 저령탕(猪苓湯)을 주어서는 안 된다.

태양표열(太陽表熱)이 변하여 곧바로 리한(裏寒)에 빠져 하리청곡(下利淸穀)이 된 경우는 사역탕(四逆湯)으로 따뜻하게 한다.

위중(胃中)이 공허(空虛)하고, 객기(客氣)가 흉격(胸膈)에서 동(動)하여 여열(餘熱)이 울(鬱)하는 것은 치자시탕(梔子豉湯)의 다른 증(證)이다.

太陽病 少陽病 陽明病 太陰病 少陰病 厥陰病

虛 虛 虛

228. 三陽合病, 腹滿 身重難以轉側 … 白虎湯主之.

230. 梔子豉湯. — 陽明病, 脈浮而緊 …, 心中懊憹, 舌上胎者,

231. 白虎加人蔘湯. — 若渴欲飮水, 口乾舌燥者,

232. 猪苓湯. — 若脈浮 發熱, 渴欲飮水, 小便不利者,

233. 不可與猪苓湯. — … 汗出多而渴者,

216. 陽明病, 脈遲, … 大承氣湯主之.

234. 四逆湯. — 脈浮而遲 … 下利淸穀者,

237. 梔子豉湯. — … 心中懊憹 饑不能食 但頭汗出者,

實 實

맥(脈)이 부(浮)하면서 느리고, 땀이 많고, 미미하게 오한(惡寒)하는 경우는 아직 표증(表證)이 풀리지 않은 것으로 계지탕(桂枝湯)의 치(治)이다.

소시호탕증(小柴胡湯證)인데 조열(潮熱)을 발(發)하여 대승기탕(大承氣湯)과 비슷한 경우이다.

앞의 장의 경우보다 무겁고 혀 위에 백태(白苔)가 낀 경우는 아직 위실(胃實)에 이르지 못한 소양(少陽)의 증(證)이다.

진액(津液)이 고갈되고, 대장(大腸)의 출구가 건조(乾燥)하여 대변이 나오지 않는 경우는 관장(浣腸)의 적응증이다.

양명병(陽明病)인데 표(表)에 수기(水氣)의 정체가 심하여 맥부긴(脈浮緊)하고, 땀이 없고 천(喘)하는 경우는 마황탕(麻黃湯)으로 발한(發汗)한 후, 양명증(陽明證)을 다스린다.

太陽病	少陽病	陽明病	太陰病	少陰病	厥陰病

虛

216. 陽明病, 脈遲, 雖汗出 不惡寒者 … 大承氣湯主之.

242. 宜桂枝湯. … 脈遲, 汗出多 微惡寒者,

217. 陽明病, 潮熱, 大便微硬者, 可與大承氣湯.

238. 小柴胡湯. … 發潮熱, … 胸脇滿不去者,

239. 可與小柴胡湯. … 胸下硬滿, 不大便而嘔, 舌上白胎者,

222. — … 其人多汗, … 胃中燥, 大便必硬,
… 小承氣湯主之.

241. 宜蜜煎導而通之. — … 此爲津液內竭 …,

243. 宜麻黃湯. — … 脈浮, 無汗而喘者,

實 實

사열(邪熱)이 리(裏)에 울체(鬱滯)되어 훈증(薰蒸)하여, 소변불리(小便不利)하고, 갈(渴)하고, 발황(發黃)하는 것은 인진호탕증(茵蔯蒿湯證)이다.

오래된 어혈(瘀血)이 있고, 광증(狂證)이 변하여 잘 잊어버리는 경우는 저당탕(抵當湯)으로 축혈(畜血)을 하(下)한다.

심중오뇌(心中懊憹)하고, 조시(燥屎)가 있어 실번(實煩)하는 경우는 대승기탕(大承氣湯)을 주어 본다.

불대변(不大便)으로 배꼽 주변이 아픈 경우는 조시(燥屎)의 징후(徵)이다. 대승기탕(大承氣湯)을 주어 본다.

하(下)한 후 다시 불대변(不大便)인 경우는 숙식(宿食)이 있어 조시(燥屎)가 되는 것이므로 대승기탕(大承氣湯)을 주어 본다.

양명병(陽明病)의 변증(變證)으로, 조시(燥屎)가 있어서 대변이 통하기 어려울 때가 있고 쉬울 때가 있는 경우는 대승기탕(大承氣湯)을 주어 본다.

太陽病 少陽病 陽明病 太陰病 少陰病 厥陰病

243. 脈浮, 無汗而喘者, … 宜麻黃湯.

141. 若不結胸, 但頭汗出, … 身必發黃也.

244. 茵蔯蒿湯. — … 此爲瘀熱在裏, 身必發黃,

245. 宜抵當湯下之. — 其人喜忘者, 必有畜血, …,

237. 陽明病, 下之, … 心中懊憹, 饑不能食, — … 梔子豉湯主之.

246. 宜大承氣湯. — … 胃中有燥屎者, …,

247. 宜大承氣湯. — … 不大便五六日, 繞臍痛, …,

249. 宜大承氣湯. — … 腹滿痛者 此有燥屎也,

250. 宜大承氣湯. — … 大便乍難乍易 … 有燥屎也,

實

위내(胃內)에 있는 한음(寒飮)의 기(氣)와 먹은 곡기(穀氣)가 서로 부딪혀서 구(嘔)를 발한다. 이 구(嘔)는 병위(病位)가 흉협(胸脇)에 있는 소시호탕증(小柴胡湯證)과는 매우 다르다.

발한법(發汗法)을 시행하여도 병이 풀리지 않고, 체내에서 열기가 나오면서 찌는 듯이(蒸蒸) 발열(發熱)하는 경우는 아직 조열(潮熱)에 이르지 않은 것으로, 양명증(陽明證)의 조위승기탕(調胃承氣湯)의 주치증(主治證)이다.

이미 표(表)가 풀렸는데도 갑자기 발열(發熱)하고 땀이 많은 급증(急症)을 보이는 경우는 대승기탕(大承氣湯)을 써서 고갈되려는 진액(津液)을 보존해야 한다.

발한(發汗)하였는데 풀리지 않고, 갑자기 내실(內實)이 되어 사열(邪熱)이 극렬(劇烈)한 증(證)인 복만통(腹滿痛)을 보이는 경우는 급히 이것을 하(下)한다.

승기탕(承氣湯)을 투여하였는데 약력(藥力)이 완전히 통하지 않아서 복통(腹痛)만 그치고 복만(腹滿)은 그치지 않는 경우는 다시 대승기탕(大承氣湯)으로 하(下)한다.

太陽病	少陽病	陽明病	太陰病	少陰病	厥陰病
			虛	虛	

239. 陽明病, 脇下硬滿, 不大便而嘔 … 可與小柴胡湯.

251. 吳茱萸湯. 食穀欲嘔者, …,

16. 太陽病, 三日已發汗 … 隨證治之.

257. 調胃承氣湯. — … 蒸蒸發熱者, …,

242. 陽明病, 脈遲, 汗出多 微惡寒者, 表未解也, … 宜桂枝湯.

262. 宜大承氣湯. — … 發熱汗多者, 急下之,

243. 陽明病, 脈浮, 無汗而喘者, 發汗則愈, 宜麻黃湯.

263. 宜大承氣湯. — … 腹滿痛者, 急下之,

264. 宜大承氣湯. — 腹滿不減, …,

實

위중(胃中)에 있는 숙식(宿食) 때문에 하리(下利)하고, 그 기세가 소양(少陽)으로 몰린 경우는 열실(熱實)의 증(證)으로, 숙식(宿食)을 하(下)하면 치유된다.

太陽病	少陽病	陽明病	太陰病	少陰病	厥陰病

228. 三陽合病, 腹滿 身重 … 白虎湯主之.

265. 宜大承氣湯. — 陽明少陽合病, 必下利,
… 有宿食 …,

實

太陰病篇 태음병편

태음(太陰)은 비위(脾胃)의 기(氣)가 약하고, 복부의 힘이 없고 복만(腹滿)하며, 위중(胃中)의 소화력이 없어 토하고 복통도 있다.

태음(太陰) 본래의 증(證)을 구비하지 않았는데 가끔 표증(表證)을 병발(併發)하는 경우는 우선 계지탕(桂枝湯)을 주어 표증(表證)을 푼다.

체질적으로 냉(冷)하여서 자리(自利)하고 갈증이 없는 경우에는 어떤 병이 와도 사역탕류(四逆湯類)를 써서 다스린다.

오하(誤下)하여 양기(陽氣)가 허탈하고, 복중(腹中)의 수혈(水血)이 조화되지 못하여 복만(腹滿)하면서 때때로 통증이 있는 경우의 리기급박(裏氣急迫)을 완화시켜 복구련(腹拘攣)을 푼다.

리기급박(裏氣急迫)한 경우가 더욱 응결되어 한실(寒實)의 증(證)으로 변화된 것은 계지가대황탕(桂枝加大黃湯)의 치(治)이다.

太陽病 少陽病 陽明病 太陰病 少陰病 厥陰病

虛 虛 虛

282. 太陰之爲病, 腹滿而吐, … 自利益甚, 時腹自痛, …,

285. 宜桂枝湯. — 太陰病, 脈浮者, …,

286. 宜服四逆輩. — 自利不渴者 …,

34. 太陽病 桂枝證 醫反下之 … 喘汗出者, 葛根黃連黃芩湯主之.

288. 桂枝加芍藥湯. … 因爾腹滿時痛者, …,

289. 桂枝加大黃湯. — 大實痛者,

實 實 實

少陰病篇 소음병편

내외(內外)가 모두 허한(虛寒)한 징후로, 맥은 미약세소(微弱細小)하고 기력이 매우 쇠약하여 병세가 미미하고 작게 보이지만, 그 실제로는 매우 깊고 심한 증(證)이다.

표증(表證)이 있는 음병(陰病)이다. 병고(病苦)를 느끼기에 이르러 소음병(少陰病)이 되는 것을 결정한다. 직중(直中)의 소음병(少陰病)이다.

표열(表熱)이 있어도 병세는 앞의 장보다 다소 완이(緩易)하다.

기혈(氣血)이 허(虛)한 경우인데 내열(內熱)이 있고, 액분(液分)이 고조(枯燥)하고 사열(邪熱)이 흉중(胸中)으로 거슬러서 잠을 이루지 못하는 경우이다. 소음(少陰)의 사심탕(瀉心湯)이다.

소음(少陰)이 처음 발한 것으로 오한(惡寒)이 있는 경우의 리(裏)를 따뜻하게 하여 음한(陰寒)을 제거하고 혈행을 조화(調和)한다.

전장(前章)보다 심해진 경우로 신체통증이 있고, 병자가 스스로 수족의 한냉(寒冷)을 느끼고, 맥침(脈沈)한 경우이다.

太陽病	少陽病	陽明病	太陰病	少陰病	厥陰病

虛　虛

291. 少陰之爲病, 脈微細, 但欲寐也.

311. 麻黃附子細辛湯. — … 始得之 …,

312. 麻黃附子甘草湯. … 得之二三日, …,

313. 黃連阿膠湯. …, 得之二三日以上, 心中煩, 不得臥,

314. 附子湯. — … 其背惡寒者, …,

315. 附子湯. … 身體痛, 手足寒, …,

아직 허한(虛寒)에는 이르지 않았는데 혈(血)이 매끄럽지 못하고, 농혈(膿血)이 하리(下利)에 섞여 배변되는 경우이다.

다른 병증이 없고, 농혈(膿血)이 섞인 대변을 하리(下利)하고, 복통하고, 무엇을 이용해도 대변이 호전되지 않는 증(證)이다.

수족궐냉(手足厥冷)하고, 하초(下焦)에 힘이 없고, 수(水)와 혈(血)이 상부에서 충돌하여 토리(吐利)와 두통이 격심한 경우이다.

하리(下利)로 허탈하고, 위로 인통(咽痛)이 있는 경우이다.

인후(咽喉)에 급박(急迫)하여 동통하는 경우는 감초탕(甘草湯)으로 기액(氣液)을 완화하고, 농혈(膿血)·종창(腫脹)이 있는 경우는 길경탕(桔梗湯)으로 종(腫)을 빼내고 열어준다.

앞의 장보다 깊고, 인중(咽中)에 수(水)와 혈(血)이 응결하여 인후(咽喉)가 크게 부어 막히고, 상하여 미란된 경우이다.

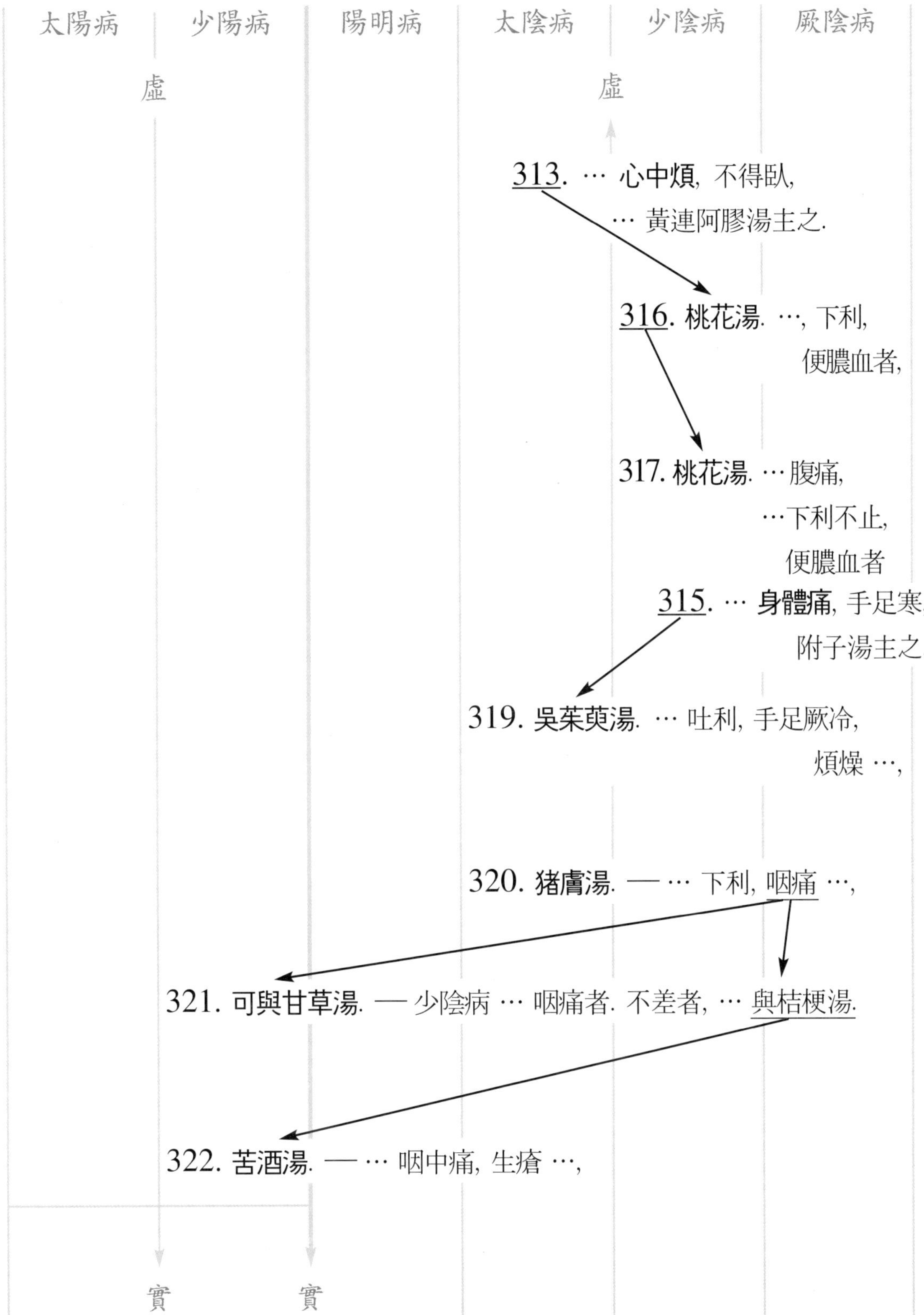
太陽病
少陽病
陽明病
太陰病
少陰病
厥陰病
虛
虛
313. … 心中煩, 不得臥,
… 黃連阿膠湯主之.
316. 桃花湯. …, 下利,
便膿血者,
317. 桃花湯. …腹痛,
…下利不止,
便膿血者
315. … 身體痛, 手足寒,
附子湯主之.
319. 吳茱萸湯. … 吐利, 手足厥冷,
煩燥 …,
320. 猪膚湯. — … 下利, 咽痛 …,
321. 可與甘草湯. — 少陰病 … 咽痛者. 不差者, … 與桔梗湯.
322. 苦酒湯. — … 咽中痛, 生瘡 …,
實
實

종물(腫物)이 생겨난 경우인 고주탕(苦酒湯)보다는 가볍고, 길경탕(桔梗湯)보다는 급격한 경우로, 담음(痰飮)만이 인중(咽中)에 모여서 통증이 상역(上逆)하는 경우이다.

소음병(少陰病)으로 다른 증상이 없고 하리(下利)하는 경우의 리한(裏寒)을 온산(溫散)하여 정기(精氣)의 폐색(閉塞)을 소통시킨다.

앞의 장보다 한 단계 진행하여 위독에 가까운 경우의 역기(逆氣)를 내리고, 양(陽)을 되돌려(回陽) 하리(下利)를 치료한다.

음한(陰寒)이 왕성하여 내(內)에 수기(水氣)의 정체가 있어 실금을 할 정도로 하리(下利)하는 경우이다.

소음병(少陰病)의 극(極)으로, 하리청곡(下利淸穀), 리한외열(裏寒外熱), 수족궐역(手足厥逆)하고 맥(脈)이 미(微)하여 끊어지려 하는 경우를 치료한다.

음증(陰證) 중에서 해(欬), 계(悸), 소변불리(小便不利), 복중통(腹中痛), 설리(泄利)하며, 건강(乾薑)과 부자(附子)로 우선하는 경우이다.

太陽病 少陽病 陽明病 太陰病 少陰病 厥陰病

虛 虛 虛

322. … 咽中傷, 生瘡, … 苦酒湯主之.

323. **半夏散及湯.** — 咽中痛,

316. … 下利, 便膿血者, 桃花湯主之.

324. **白通湯.** — 少陰病, 下利,

325. **白通加猪膽汁湯.** … 厥逆無脈, …,

311. … 始得之, 麻黃附子細辛湯主之,

326. **眞武湯.** … 自下利者, …,

327. **通脈四逆湯.** … 下利淸穀, 裏寒外熱, …,

328. **四逆散.** — 少陰病四逆, 欬, 悸, 小便不利, 腹中痛, 泄利,

實

하리(下利)로 진액망실(津液亡失)하여 혈액이 고조(枯燥)하고 갈(渴)하여 심번(心煩)하는 경우이다.

소음병(少陰病)의 초발(初發)로 병세가 격심한 경우는 신속하게 하(下)하여 병열(病熱)을 제거하고 진액(津液)을 구한다. 소음(少陰)에 급하(急下)하는 증(證)이다.

곡물과 시분(屎糞) 등의 것은 하(下)하지 않고 순청(純靑)한 청수(淸水)만을 하(下)하며, 음식물은 상부에 정체하여 심하통(心下痛)하는 경우는 그 사열(邪熱)을 하(下)하지 않으면 위험하다.

복만(腹滿)하여 외(外)로 창(脹)하는 것이 심하고 불대변(不大便)인 경우로, 시일을 경과하여 정력(精力)이 쇠비(衰憊)하고, 사열(邪熱)이 리(裏)에 충만하여 실후(實候)를 보여도 실제로는 살아날 기미가 실 위에 놓여 있는 위급한 증이다.

병이 급격한 것으로, 소음병(少陰病)의 정증(正證)을 보이지 않아도 맥이 침잠은복(沈潛隱伏)하여 드러나지 않는 경우는 촌각을 다투어 따뜻하게 하여 리한(裏寒)을 쫓아내야 한다.

맥(脈)이 침잠은복(沈潛隱伏)하는 경우의 건구(乾嘔)는 사역탕(四逆湯)으로 급히 따뜻하게 하여 치료한다.

太陽病 少陽病 陽明病 太陰病 少陰病 厥陰病

328. 少陰病, 四逆, …,

329. 猪苓湯. — …下利, … 渴, 心煩不得眠者,

311. … 始得之
… 麻黃附子
細辛湯主之.

330. 宜大承氣湯. — … 口燥咽乾者, 急下之,

331. 宜大承氣湯.
— … 自利淸水, … 心下必痛, 急下之,

332. 宜大承氣湯. 腹脹, 不大便者, 急下之,

333. 宜四逆湯. … 脈沈者,
急溫之,

334. 宜四逆湯. … 乾嘔者,
急溫之,

實

제 3 장

證의 흐름 — 傷寒

太陽病篇 태양병편

태양병(太陽病)의 제강(提綱).

상한(傷寒)은 준열맹악(峻烈猛惡)하며 병정(病情)은 긴축응결(緊縮凝結)하다. 상한(傷寒)은 음양(陰陽) 어느 쪽으로도 전변한다. 상한(傷寒)은 오한발열(惡寒發熱)하고, 체통(體痛)하고, 기(氣)가 역(逆)하여 구(嘔)하고, 맥후(脈候)는 음증양증(陰證陽證) 모두 긴(緊)하고, 땀은 없다.

계지가부자탕증(桂枝加附子湯證)에 가벼운 발한제인 계지탕(桂枝湯)을 주었는데 바로 손발이 차가와지고 번조·토역(煩躁吐逆)한다. 오치(誤治)를 구하려면, 먼저 감초건강탕(甘草乾薑湯)으로 따뜻하게 하여 급박(急迫)을 완화시키고, 다음에 작감탕(芍甘湯)으로 각연급(脚攣急)을 치료하고, 섬어(譫語)하는 경우는 조위승기탕(調胃承氣湯)을 약간 주어 위기(胃氣)를 조화롭게 하는데 음위(陰位)에 빠진 경우는 사역탕(四逆湯)의 치(治)이다.

상한(傷寒)은 맥부긴(脈浮緊)한데 지금은 부완(浮緩)하고, 부완(浮緩)하면 땀이 나야 하는데 지금은 땀이 없다. 땀이 없으면 신동통(身疼痛)해야 하는데 지금 동(疼)은 없고 그저 무거우며, 가벼울 때도 있다. 이것은 악성(惡性)으로 사열(邪熱)이 침복(沈伏)한 것이니 대청룡탕(大青龍湯)으로 준열(峻烈)하게 발한(發汗)하지 않으면 치료되지 않는다. 상한(傷寒)이 상한(傷寒)인 까닭이다.

太陽病 少陽病 陽明病 太陰病 少陰病 厥陰病

虛

1. 太陽之爲病, 脈浮, 頭項强痛, 而惡寒.

2. 名爲中風. … 發熱, 汗出, 惡風. 脈緩者,

3. 名曰傷寒. — 太陽病, 或已發熱或未發熱, 必惡寒, 體痛, 嘔逆, 脈陰陽俱緊者,

29. 此誤也. — 傷寒, 脈浮 … 心煩 微惡寒, … 反桂枝湯. …, 得之便厥, … 煩躁 吐逆.

與甘草乾薑湯. … 以復其陽,

與芍藥甘草湯. … 其脚卽伸,

少與調胃承氣湯. — 胃氣不和, 譫語者,

四逆湯. — 若重發汗,

復加燒鍼者,

38. 太陽中風脈浮緊, … 不汗出而煩躁者, 大青龍湯主之.

39. 大青龍湯發之. — 傷寒, 脈浮緩, 身不疼, 但重, 乍有輕時,

實 實

상한(傷寒)이 풀려야 할 때에 이르렀는데도 풀리지 않는 것은 표사(表邪) 때문에 끌어올려진 수기(水氣)가 심하(心下)에 모인 까닭으로, 표사(表邪)와 수기(水氣)가 서로 부딪혀 건구(乾嘔)하고 발열(發熱)하고 해(欬)한다. 이것은 표(表)와 리(裏)에 있는 수기(水氣)를 표리쌍해법(表裏雙解法)으로 제거하여 치료한다.

앞의 장보다 병세(病勢)가 왕성하고, 그 도래하는 것이 신속하고, 열사(熱邪)보다 수사(水邪)가 많아서 해(咳)는 물론 천(喘)도 겸하는 증(證)이다. 상한(傷寒)의 '한(寒)' 자는 긴고응결(緊固凝結)의 의미로, 본방증(本方證)은 소음병(少陰病)에 가깝다는 것을 유의해야 한다.

상한(傷寒)의 맥부긴(脈浮緊)은 대청룡탕(大青龍湯)의 증(證)이다. 그런데도 그대로 버려 두어 방치한 까닭으로 코피(衄)가 나기에 이른다. 육(衄)에서 한 단계 가벼워진 경우는 마황탕(麻黃湯)의 치(治)이다.

상한(傷寒)의 병상(病狀)의 변화는 표리(表裏)가 정해지지 않고 경중(輕重)이 갑자기 바뀌어 옮겨간다. 리증(裏證)이 주된 경우는 본방(本方)을 주어 리실(裏實)을 판단한다. 리실(裏實)인 경우는 소변이 적탁(赤濁)하다. 표증(表證)인 경우는 소변이 맑다.

太陽病 少陽病 陽明病 太陰病 少陰病 厥陰病

虛

39. 傷寒, 脈浮緩 … 大青龍湯發之.

40. 小靑龍湯. — 傷寒, 表未解, 心下有水氣, 乾嘔發熱而欬, …,

41. 小靑龍湯. — 傷寒, 心下有水氣, 欬而微喘, 發熱 不渴,

39. 傷寒, 脈浮緩, 身不疼, … 大青龍湯主之.

55. 麻黃湯. — 傷寒, 脈浮緊, 不發汗, 因數衄者,

56. 與承氣湯. — 傷寒, 不大便六七日, 頭痛 有熱者,

實 實

마황탕(麻黃湯)으로 발한(發汗)하였는데 표사(表邪)가 다 제거되지 못하고 또한 번(煩)하는 경우는 부삭(浮數)한 맥을 보고 계지탕(桂枝湯)으로 거듭 발한(發汗)한다.

리수(裏水)의 변화가 외(外)에 맺힌 상한(傷寒)의 기세와 서로 부딪쳐 거슬러서 수기(水氣)가 심하(心下)에 맺히고 위로 두면(頭面)으로도 돌출하고, 심하역만(心下逆滿)하고, 앉았다가 일어나면 두현(頭眩)하고, 맥이 침긴(沈緊)한 경우는 수기(水氣)를 소변으로 원활히 이끌어 배출하여 기역상충(氣逆上衝)을 치료한다. 발한(發汗)하면 진무탕증(眞武湯證)이 된다.

발한(發汗)하여 땀이 나왔으나, 이전부터 있던 병은 그대로이고 오한(惡寒)이 강해진 경우는 곧바로 소음(少陰)으로 전병(轉病)된 경우로, 주의하지 않으면 병상(病狀)까지도 변하여 쓰러지는 일이 있다.

상한(傷寒)의 변화는 허실(虛實)이 갑자기 전환한다. 양기(陽氣)가 탈(脫)하여 곧바로 궐음(厥陰)으로 전병(轉病)되어 사지궐역(四肢厥逆), 진한가열(眞寒假熱)하고, 허기(虛氣)와 수기(水氣)가 흉으로 몰려 번조(煩躁)한다. 작감부자탕(芍甘附子湯)의 증후는 오로지 외(外)로 오한(惡寒)하고, 본방(本方)은 내외가 모두 허(虛)하다.

발한(發汗) 후 실증(實證)으로 진행되어 오열(惡熱)하는 경우인데 아직 양명(陽明)의 증이 모두 갖춰지지 않았다. 따라서 본방(本方)을 투여하여 대변을 통하게 하여 울열(鬱熱)을 제거한 후, 증(證)의 변화가 어떠한지를 관찰한다.

太陽病 少陽病 陽明病 太陰病 少陰病 厥陰病

虛

56. 傷寒, 不大便六七日, 頭痛 有熱者, 與承氣湯.

57. 宜桂枝湯主之. — 傷寒, 發汗解, 半日許煩, 脈浮數者,

67. 苓桂朮甘湯. — 傷寒, 若吐 若下後, 心下逆滿, … 起則頭眩, 脈沈緊, 發汗則動經, 身爲振振遙.

58. 凡病, 若發汗, … 陰陽自和者, 必自愈.

68. 芍甘附子湯. … 病不解, 反惡寒者, …,

69. 茯苓四逆湯 … 病仍不解, 煩躁者,

70. 與調胃承氣湯. — 發汗後, … 不惡寒, 但熱者 …,

實 實

수기(水氣)가 동요하여 인후심흉(咽喉心胸)으로 거슬러 몰려서 계(悸)하고, 소변불리(小便不利)하고, 궐(厥)하는 증으로, 수(水)의 동요하는 기세는 영계감조탕(苓桂甘棗湯), 영계출감탕(苓桂朮甘湯)보다 강하다. 본방증(本方證)으로 실증(實證)에 가까운 경우는 오령산증(五苓散證), 허증(虛證)에 가까운 경우는 진무탕증(眞武湯證)이다.

심하게 하(下)하여 위중(胃中)의 물체가 다하고, 위열(胃熱)이 움직여 흉중(胸中)에 상박(上迫)하며, 위열(胃熱)이 사라지지 않고 통증이 심중에 맺히는 것처럼 느껴지는 경우는 치자시탕증(梔子豉湯證)의 가장 위중한 경우이다.

하법(下法)을 사용한 후에 여열(餘熱)이 흉간(胸間)에 있고, 사기(邪氣)의 세력이 복부에 유체(留滯)하여 심번(心煩)하고 복허만(腹虛滿)하는 경우이다.

탕제(湯劑)가 아니라 수기(水氣)를 쫓는 힘이 있는 감수(甘遂) 등의 환약(丸藥)으로 하(下)한 결과, 그 열이 제거되지 않고 원기허탈(元氣虛脫)하고 양기(陽氣)의 불순(不順)을 일으켜 다소 심번(心煩)하는 경우는 본방(本方)으로 신열(身熱)을 제거하고 내(內)를 따뜻하게 하여 허(虛)를 회복한다.

하리(下利)를 연속하여서 위중(胃中)의 양기(陽氣)가 끊어져 소화하는 힘이 없어져 먹은 음식물을 그대로 하리(下利)하는 경우는 다른 것 보다 급한 하리(下利)를 우선으로 치료한다. 이것은 선급후완(先急後緩)의 법이다.

太陽病	少陽病	陽明病	太陰病	少陰病	厥陰病

虛

67. 傷寒, 若吐 若下後, 心下逆滿, … 苓桂朮甘湯主之.

73. 茯苓甘草湯. — 傷寒 汗出 不渴者,

78. — 發汗吐下復, 虛煩不得眠, …心中懊憹,

81. 梔子豉湯. — 傷寒五六日, 大下之後, 身熱不去, 心中結痛者, …,

82. 梔子厚朴湯. — 傷寒 下後, 心煩腹滿, 臥起不安者,

83. 梔子乾薑湯. — 傷寒, 醫以丸藥大下之, 身熱不去, 微煩者,

85. 發汗, 汗出不解,
其人任仍發熱 …
眞武湯主之.

94. 宜四逆湯. — 傷寒,
醫下之,
… 淸穀不止,

實

표증(表證), 양증(陽證)인 것처럼 나타나지만 맥(脈)이 침(沈)한 것으로, 진한가열(眞寒假熱)과 같은 증(證)이다. 이것은 태양(太陽)의 변화가 곧바로 음위(陰位)로 갈 수 있는 경우로 전적으로 리(裏)를 치료한다.

상한(傷寒)은 긴밀고숙(緊密苦肅)한 사기(邪氣)로, 체질에 따라 강약의 기세가 다르게 나타나는 증후(症候)가 많다. 흉협고만(胸脇苦滿)하고, 음식을 원하지 않고, 심중번민(心中煩悶)하고, 자주 구(嘔)하는 소양(少陽)에 부합되는 증(證)을 이 처방은 한하(汗下)에 의하지 않고 풀어준다.

앞의 장보다 진행이 다소 급격하고, 기육(肌肉)에 열을 발생하여 오풍(惡風)하고, 병상(病狀)이 위로 몰려 경항(輕項)이 뻣뻣해지고, 흉하만(胸下滿)하며, 온몸의 기열(氣熱)이 표외(表外)로 몰려나와 수족이 따뜻하고 갈(渴)한다.

상한(傷寒)으로 처음부터 소건중탕증(小建中湯證)에 이른 경우가 있다. 갑작스러운 복중통(腹中痛)을 먼저 치료하고 만약 변화가 없으면 소시호탕(小柴胡湯)의 치(治)이다.

체질적으로 매우 허약한 경우는 상한(傷寒)에 걸리면 음증(陰證)으로 빠지려 할 정도로 양기(陽氣)가 쇠핍(衰乏)해지고, 허기(虛氣)가 심중으로 치달려 모여서 계(悸)하고 번(煩)한다. 심질환이 있는 경우 등에는 발한제를 이용해서는 안 된다. 본방(本方)의 치(治)이다.

太陽病	少陽病	陽明病	太陰病	少陰病	厥陰病

虛

94. … 淸穀不止
… 宜四逆湯.

95. 宜四逆湯. … 發熱, 頭痛,
脈反沈,
… 身體疼痛,

81. 傷寒五六日, 大下之後, 身熱不去 … 梔子豉湯主之.

99. 小柴胡湯. — 傷寒 五六日 中風, 往來寒熱, 胸脇苦滿,
默默不欲飮食, 心煩, 喜嘔, … 或腹中痛 …,

103. 小柴胡湯. — 傷寒 四五日, 身熱惡風, 頸項强, 脇下滿,
手足溫而渴者,

104. 先與小建中湯. — 傷寒, … 法當腹
中急痛者,
與小柴胡湯. — 不差者,

107. 小建中湯. — 傷寒, 二三日,
心中悸而煩者,

實 實

온석(溫石)의 종류 등을 이용하여 발한(發汗)시켰는데 계기(悸氣)가 하복부에서 심흉(心胸)의 주변으로 상충(上衝)하고, 상충(上衝)이 격심해지는 경우는 분돈(奔豚)이 되니 본방(本方)의 치(治)이다.

화공(火攻)한 후 분돈(奔豚)을 발하지 않고 번조(煩躁)하며, 심하계(心下悸)하는 경우는 본방(本方)의 치(治)이다.

표증(表證)은 전탕(煎湯)으로 발한(發汗)해야 하는데 불(火)로 그것을 겁박하여, 경광(驚狂)하여 잠시도 안정하지 못하고 갑자기 일어났다가 갑자기 드러눕고 동계(動悸)가 격심한 경우는 본방(本方)으로 경광(驚狂)을 진정시키고 화역(化逆)을 구한다.

위중(胃中)의 실열(實熱)이 풀리지 않아서 그 여열(餘熱)이 타올라 흉중(胸中)에 몰려 번민경계(煩悶驚悸)하고 전신이 무거워 정신이 혼모(昏冒)한 경우이다.

소양(少陽)의 극지(極地) 보다 더욱 진행되어 섬언망어(譫言妄語)하는 경우는 하제(下劑)의 적응증인데, 리열(裏熱), 신열(身熱), 오열(惡熱)이 있는 경우는 내실(內實)의 증으로 본방(本方)의 치(治)이다.

소양(少陽)의 극지(極地)로 진행하여 조열(潮熱)을 발하면서 양명(陽明)에 이르려고 하는 경우는 대시호탕(大柴胡湯)으로는 풀기 힘들다. 따라서 망초(芒硝)를 더한다.

太陽病 少陽病 陽明病 太陰病 少陰病 厥陰病

虛

124. 與桂枝加桂湯. — 燒鍼令其汗, … 必發奔豚 …,

125. 桂枝甘草龍骨牡蠣湯. — 火逆, 下之, 因燒鍼煩躁者,

117. 救逆湯. — 傷寒, 脈浮, 醫以火迫劫之, … 必驚狂, 起臥不安者,

111. … 其人如狂, … 但少腹急結者 … 宜桃核承氣湯.

112. 柴胡加龍骨牡蠣湯. — 傷寒, 八九日, 下之, 胸滿煩驚,
一身盡重 …,

110. 調胃承氣湯. — 傷寒, 十三日不解, 過經譫語者, …,

99. 傷寒 五六日中風 … 小柴胡湯主之.

109. 柴胡加芒硝湯. — 傷寒, 十三日不解, 胸脇滿而嘔,
日晡所發潮熱, …,

實 實

상한(傷寒)으로 곧바로 리(裏)에 혈열(血熱)이 응체(凝滯)한 증으로 소복만(少腹滿)하는 경우는 소변불리(小便不利)가 당연하지만, 이 증(證)은 소변은 잘 통리(通利)하고 소복(少腹)의 위치에 열이 모여 소복만(少腹滿)한다. 혈열(血熱)을 하(下)하면 상한(傷寒)으로 열이 있는 것은 저절로 풀린다.

태양병(太陽病)의 오치(誤治)에 기인하지 않고 상한(傷寒)으로 자연스럽게 결흉(結胸)이 되어 열사(熱邪)와 수사(水邪)가 흉중(胸中)에 결실(結實)하여 심하(心下)가 돌처럼 딱딱해지는 결흉열실(結胸熱實)의 경우이다.

결흉열실(結胸熱實)의 증(證)은 진찰하기 쉽지만, 열사(熱邪)가 수사(水邪)에 맺혀 발동하지 않고 복열(伏熱)이 되어 있는 경우도 결흉(結胸)의 증(證)이다.

대함흉탕증(大陷胸湯證)의 신열(身熱), 조갈(燥渴)이 없고 한독(寒毒)이 흉부에 결실(結實)하여 울(鬱)하는 경우는 준열(峻烈)한 백산(白散)으로 하(下)한다.

상한(傷寒)의 긴밀고숙(緊密苦肅)한 성질로 아직 때가 이르지 않았는데 우연히 월경이 내조(來潮)하고 환각증상이 있는 경우는 표사(表邪)가 들어와 맺혀서 발생한 것으로, 소시호탕(小柴胡湯)으로 외증(外證)을 치료하면 풀린다.

太陽病	少陽病	陽明病	太陰病	少陰病	厥陰病

虛

110. 傷寒, 十三日不解, 過經譫語者, 以有熱也 … 調胃承氣湯主之.

131. 其人發狂者, 以熱在下焦, … 抵當湯主之.

133. **宜抵當丸**. — 傷寒, 有熱, 少腹滿 …, 爲有血也,

99. 傷寒 五六日 中風, … 小柴胡湯主之.

141. … 膈內拒痛, … 短氣煩躁 … 大陷胸湯主之

142. **大陷胸湯**. — 傷寒六七日, 結胸熱實, … 按之石硬者,

143. **大陷胸湯**. — 傷寒十餘日, … 但結胸, 無大熱者, …,

148. **白散**. — 寒實結胸, 無熱證者,

151. … 經水適斷者 … 小柴胡湯主之.

152. **宜小柴胡湯**. — 婦人傷寒, 發熱, 經水適來 …,

實 實

양허(陽虛)하고, 자윤(滋潤)함이 없고, 진액(津液)은 빠져나가고, 기역상충(氣逆上衝)하여 정신이 곤핍(困乏)한 경우이다.

상한(傷寒)으로 소양(少陽)의 정증(正證)이 되지 않고 태양소양(太陽少陽)의 병병(倂病)과 비슷한 경우를 표리쌍해법(表裏雙解法)으로 치료한다.

수기(水氣)가 아래로 고갈되고 혈(血)만이 흉(胸)에 남아서 비색(痞塞)하기만 하고, 통증은 없고 발열(發熱)도 없는 경우의 비(痞)를 사(瀉)하여 제거한다.

하(下)하였기 때문에 증이 전변(轉變)하여 갈(渴)하고 소변불리(小便不利)하며 심하비(心下痞)하는 경우는 수기(水氣)의 변화(變)로 진액(津液)이 하(下)로 가지 않은 결과이니 이것은 오령산(五苓散)의 상황에 맞는 활용이다(權用).

일단 외래의 사기(邪氣)는 풀려서 발열(發熱)이 없고, 소화기능이 쇠약해져 음식물이 정체하고 심하비경(心下痞硬)하며, 음식물의 냄새나는 기운을 트름해 내고, 복명(腹鳴)하고, 하리(下利)하는 경우이다.

太陽病 少陽病 陽明病 太陰病 少陰病 厥陰病

虛

154. **柴胡桂枝乾薑湯.** — 傷寒 五六日, … 胸脇滿 微結, … 心煩者,

99. 傷寒五六日 中風 … 小柴胡湯主之.

142. 傷寒六七日, 結胸熱實 … 大陷胸湯主之.

153. **柴胡桂枝湯.** — 傷寒六七日, 發熱微惡寒, 支節煩疼, 微嘔 …,

156. **宜半夏瀉心湯.** … 傷寒五六日, 嘔而發熱者, … 復與柴胡湯.
… 但滿而不痛者, 此爲痞, …,

161. 心下痞, 按之濡 … 大黃黃連瀉心湯主之.

163. **五苓散.** … 其人渴而口燥 煩, 小便不利者,

164. **生薑瀉心湯.** — 傷寒 汗出解之後, 胃中不和, 心下痞硬,
乾噫食臭, … 腹中雷鳴, 下利者,

實 實

하(下)해서는 안될 증(證)을 크게 오하(誤下)하여서 하리(下利)가 심하여져 위중(胃中)의 양기(陽氣)가 탈진하고, 음식물을 소화시키지 못하고, 복명(腹鳴)하고, 하부는 허하며 위로 점점 몰려 심하비경(心下痞硬)하고, 또한 심중(心中)으로 기가 몰려 심번(心煩)하는 경우의 급박(急迫)을 완화시키고 역기(逆氣)를 내려주어, 복명하리(腹鳴下利)하고 심번(心煩)이 심한 경우를 치료한다.

오치(誤治)를 거듭하여 하리(下利)가 멈추지 않고, 하초(下焦)의 괄약(括約)을 잃어 수기(水氣)가 더욱 이것을 틈타는 경우는, 본방(本方)으로 소변을 원활하게 하고 설리활탈(泄痢滑脫)을 고삽(固澁)한다.

상한(傷寒)으로 갇혀 버린 사기(邪氣)는 풀었지만, 격상(膈上)에 수기(水氣)가 맺혀서 심하비경(心下痞硬)하고 애기(噫氣)가 심한 경우이다. 이것은 생강사심탕(生薑瀉心湯)으로는 풀리지 않는 한 단계 진행한 증(證)이다.

표열(表熱)이 풀리지 않고 리(裏)에 이르러 심하비(心下痞)하는 경우는 본방(本方)의 주치(主治)이다.

체질이 강한 경우로, 상한(傷寒)의 기세가 리(裏)로 관통하여 그 기세가 위로 움직여 구토하고, 아래로 움직여 하리(下利)하는 증(證)이다.

太陽病 少陽病 陽明病 太陰病 少陰病 厥陰病

虛

99. 傷寒五六日 中風 … 小柴胡湯主之.

164. … 心下痞硬, 乾噫食臭, … 生薑瀉心湯主之.

165. 甘草瀉心湯. — 傷寒 中風, … 其人下利日數十行, … 腹中雷鳴,
心下痞硬而滿, 乾嘔心煩不得安,

166. 赤石脂禹餘糧湯. — 傷寒 … 下利不止,
… 利益甚,
… 當利其小便,

168. 旋復代赭石湯. — 傷寒, … 解後,
心下痞硬, 噫氣不除者,

170. 遂協熱而利 … 桂枝人蔘湯主之.

171. 宜大黃黃連瀉心湯. — 傷寒, 大下後, 復發汗, 心下痞 …,

156. 傷寒五六日, 嘔發熱者 … 復與柴胡湯 … 必蒸蒸而振,
卻發熱汗出而解, …

172. 大柴胡湯. — 傷寒, 發熱, 汗出不解, 心下痞硬, 嘔吐而下利者,

實 實

흉중비경(胸中痞硬)하고 심하게 고민(苦悶)하는 경우는 수사(水邪)와 식독(食毒) 등이 심흉(心胸)에 막힌 것으로 본방(本方)으로 교묘(巧)하게 토하게 한다.

리열(裏熱)과 수분결핍으로 인해 매우 갈(渴)하고, 리열(裏熱)이 상등(上騰)하여 설상(舌上)이 건조한 경우이다.

상한(傷寒)으로 온몸이 막혀서 열이 밖으로 나가지 못하고 안으로 복열(伏熱)됨이 심하고, 구조(口燥)하고, 갈(渴)하고, 기(氣)가 흉(胸)으로 상박(上迫)하여 심번(心煩)하고, 리열훈증(裏熱薰蒸)하여 배부(背部)에 은근하고 미약하게 오한(惡寒)을 느끼는 열궐(熱厥)이 가벼운 경우이다.

백호탕(白虎湯)은 리열(裏熱)이 내(內)에 모여 상승하는 것을 수렴하강(收斂下降)하여 리기(裏氣)를 조화롭게 하는 것을 주로 하고, 표열(表熱)을 표적으로 하지 않는다. 갈(渴)하여 물을 마시려고 하고, 표증(表證)이 없고 리증(裏證)이 있는 경우는 본방(本方)의 주치(主治)이다.

상한(傷寒)으로 리기(裏氣)가 갑자기 폐색(閉塞)하고, 그 기세가 표(表)를 향하여 되받아쳐서 병세(病勢)가 발양(發揚)하여 맥이 부활(浮滑)한 것은 본방(本方)의 주치(主治)이다.

太陽病	少陽病	陽明病	太陰病	少陰病	厥陰病

虛

172. … 傷寒, 發熱, 汗出不解, 心下痞硬, 嘔吐而下利者, 大柴胡湯主之.

173. 宜瓜蔕散. … 胸中痞硬, 氣上衝咽喉, 不得息者, …,

143. 傷寒十餘日, 熱結在裏, … 大陷胸湯主之.

175. 白虎加人蔘湯. — 傷寒 … 熱結在裏, … 大渴 …,

176. 白虎加人蔘湯. — 傷寒, 無大熱, 口燥渴, 心煩, 背微惡寒者,

177. 白虎加人蔘湯. — 傷寒, 脈浮發熱無汗, 其表不解者, 不可與, 渴欲飮水, 無表證者,

183. 白虎湯. — 傷寒, 脈浮滑, 此表有熱 裏有寒,

實 實

상한(傷寒)에서 심흉(心胸)으로 기혈(氣血)이 모이는 기세가 강하고, 위중(胃中)에 한사(寒邪)가 있어 복중에 통증이 있고, 흉중(胸中)에 열이 있어 상역(上逆)의 기세가 강하여 구토하려는 경우는 본방(本方)의 주치(主治)이다.

상한(傷寒)에 침범되어 원래보다 불순한 수기(水氣)가 점점 돌지 않고 응체되어 신체가 동번(疼煩)한 경우를 표리쌍해법(表裏雙解法)으로 치료한다.

양기(陽氣)가 부족하여 수습(水濕)의 동요(動搖)가 리(裏)에서 진행되어 골절동번(骨節疼煩)하고 오한(惡寒)하는 경우이다.

진액(津液)을 잃어 혈기(血氣)가 일신(一身)으로 순달(恂達)하지 못하여, 맥(脈)이 결대(結代)하고, 혈(血)이 응체되어 흉(胸)으로 모여 심중(心中)으로 밀어 올리듯 동계(動悸)하는 경우로 일명 복맥탕(復脈湯)이라고도 한다.

太陽病	少陽病	陽明病	太陰病	少陰病	厥陰病

虛 虛 虛

164. 傷寒 汗出解之後, 胃中不和 … 生薑瀉心湯主之.

179. 太陽與少陽合病, 自下利者, 與黃芩湯. 若嘔者, 黃芩加半夏生薑湯主之.

180. **黃連湯**. — 傷寒 胸中有熱 胃中有邪氣, 腹中痛, 欲嘔吐者,

112. 傷寒八九日 … 胸滿煩驚 … 不可轉側者, 柴胡加龍骨牡蠣湯主之.

181. **桂枝附子湯**. — 傷寒 八九日, 風濕相搏, 身體疼煩, …,

182. **甘草附子湯**. — 風濕相搏, 骨節疼煩 …,

183. 傷寒, 脈浮滑 … 白虎湯主之.

184. **炙甘草湯**. — 傷寒, 脈結代, 心動悸,

實

陽明病篇 양명병편

양명(陽明)은 장위(腸胃)가 병의 주된 부위로 실증(實證)이다. 그 변화에 이르러서는 삼음삼양(三陰三陽)의 전변의 정해짐이 없으니 육경(六經)이 모두 동일하다.

양명(陽明)의 증이 있어도, 구토(嘔吐)하여 그 증후에서 소양(少陽)의 증이 우세하면 곧바로 승기탕(承氣湯)으로 공하(攻下)해서는 안 된다.

복경만(腹硬滿)하는 경우는 이것을 공하(攻下)해야 하지만, 심하경만(心下硬滿)하는 경우는 병이 심하(心下)에 맺혀서 아직 양명(陽明)의 위(位)에 이르지 않은 것이다. 이것을 공하(攻下)해서는 안 된다.

상한(傷寒)으로 토하(吐下)한 후에 양명(陽明)에 이르러 내열(內熱)이 점점 더 왕성해져 조열(潮熱)을 발(發)하고 정신이 요란한 경우이다.

상한(傷寒)의 긴밀고축(緊密固縮)한 기세로 토(吐)는 그쳐도 위중(胃中)에 열을 발생하여 복창만(腹脹滿)하는 경우는 본방(本方)을 주어 다른 변화를 관찰한다.

太陽病	少陽病	陽明病	太陰病	少陰病	厥陰病

187. 陽明之爲病, 胃家實也.

212. 傷寒, 嘔多, 雖有陽明證 不可攻之.

213. 陽明病, 心下硬滿者 不可攻之.

175. 傷寒 … 熱結在裏 … 大渴 … 白虎加人蔘湯主之.

216. 陽明病, 脈遲 … 此大便已硬也, 大承氣湯主之.

221. 大承氣湯. — 傷寒, 若吐 若下後不解, 不大便五六日 … 發潮熱 …,

257. … 發汗不解, 蒸蒸發熱者 …, 調胃承氣湯主之.

258. 與調胃承氣湯. — 傷寒, 吐後, 腹脹滿者,

實

내(內)에 울체(鬱滯)한 위열(胃熱)이 밖으로 나가지 못하고, 그런 여열(餘熱)이 위로 훈증하여 눈 안이 청명(淸明)하지 않고, 눈동자는 움직이지 않으며, 오직 대변이 어려워진 경우는 열기가 잠복한 위악(危惡)한 증으로, 섬어(譫語), 복만(腹滿)이 없더라도 여력이 있는 동안에 급히 하(下)한다.

상한(傷寒)이 리실(裏實)에 이르러 섬어(譫語), 조열(潮熱)이 되지 않고, 위열(胃熱)과 동시에 수(水)도 상행(上行)하여 울증(鬱蒸)하여서 몸이 선황색이 되고 소변불리(小便不利)하는 경우이다.

상한(傷寒)의 사열(邪熱)이 심흉(心胸)으로 몰려 진액(津液)을 훈증(薰蒸)하여 발황(發黃)하고, 열기(熱氣)가 기표(肌表)에 미치므로 리(裏)에 울체(鬱滯)하지 않는 경우이다.

상한(傷寒)으로 곧바로 리(裏)로 들어가 폐색하여 혈열(血熱)이 내(內)에 울체하여 어열(瘀熱)이 된다. 그 어열(瘀熱)과 일신(一身)의 수기(水氣)가 울체(鬱滯)하여 발황(發黃)한다. 본방증(本方證)은 위외(胃外)의 수기(水氣)가 발황(發黃)함을 주로 하는 것으로, 습사(濕邪)와 열사(熱邪)를 발산하고 소변을 원활하게 하여 발황(發黃)을 치료한다.

太陽病 少陽病 陽明病 太陰病 少陰病 厥陰病

虛

142. … 結胸熱實 … 按之石硬者, 大陷胸湯主之.

261. 宜大承氣湯. — 傷寒六七日, 日中不了了, 睛不和, … 大便難 … 急下之,

244. 陽明病, 發熱, 汗出, 此爲熱越 … 身必發黃, 茵蔯蒿湯主之.

269. 茵蔯蒿湯. — 傷寒, 七八日, 身黃如橘子色, …,

270. 梔子蘗皮湯. — 傷寒, 身黃, 發熱者,

271. 麻黃連軺赤小豆湯. — 傷寒, 瘀熱在裏, 身必發黃,

實 實

少陽病篇 소양병편

소양(少陽)의 병위(病位)는 흉협(胸脇)에 있지만, 흉협(胸脇)이라 말하면 시호(柴胡)의 일증(一證)으로 치중되기 때문에 흉협(胸脇)이라 하지 않고 구고(口苦), 인건(咽乾), 목현(目眩)의 자각증상들을 넓게 소양(少陽)으로 본다.

상한(傷寒)의 긴밀한 기세가 표(表)에서 곧바로 소양(少陽)에 미쳐 두통발열(頭痛發熱)이 있고, 그 맥은 부(浮)하지 않고 현세(弦細)하다. 기혈(氣血)은 심흉(心胸)으로 몰리니, 발한(發汗)하는 것은 잘못이다.

소양(少陽)의 정위(正位)인 흉협(胸脇)부위에 수혈(水血)이 모여 경만(硬滿)하고, 그 기세가 상역(上逆)하여 건구(乾嘔)하고 음식을 먹을 수 없게 된다. 소시호탕(小柴胡湯)의 정증(正證)이므로 왕래한열(往來寒熱)이 있고, 협하(脇下)에 정체하는 것을 주로 하며, 맥은 침긴(沈緊)하게 된다.

태양병(太陽病)에서 전변(轉變)하여 아직 토법(吐法)·하법(下法)을 시행하지 않았다면 시호증(柴胡證)이지만, 역치(逆治)를 행하여 섬어(譫語)를 발(發)하고 본증(本證)이 어지러워져서 시호증(柴胡證)이 없어지는 것은 괴병(壞病)이다. 이것의 치료는 어느 것이 역치(逆治)로 인한 것인가를 자세히 살펴서 적절한 치법(治法)으로 치료해야 한다.

太陽病	少陽病	陽明病	太陰病	少陰病	厥陰病

虛

272. 少陽之爲病, 口苦, 咽乾, 目眩也.

3. 太陽病, 或已發熱或未發熱 … 名日傷寒.

274. 傷寒, 脈弦細, 頭痛 發熱者, 屬少陽, 少陽不可發汗.

275. **與小柴胡湯**. — 本太陽病, 不解, 轉入少陽者, 脇下硬滿 乾嘔 不能食, 往來寒熱, … 脈沈緊者,

276. 若已吐下 發汗 溫鍼, 譫語 柴胡證罷, 此爲壞病, 知犯何逆 以法治之.

實

厥陰病篇 궐음병편

본병은 음증(陰證)이 더욱 진행되어 결국 극(極)에 달하고, 음한(陰寒)이 신체를 학대하여 원기(元氣)를 잃고 체액(體液)이 손모(損耗)하여 신기(神氣)가 역상(逆上)하고, 수족궐냉(手足厥冷)하고, 음(陰)이 극에 이르러 양(陽)으로 변한다. 만족함이 없이 음료를 탐하고, 심장이 쇠약해지고, 조금도 음식을 원하지 않으며, 죽음에 이를 때까지 하리(下利)가 멈추지 않는다.

체질이 지극히 허약한 사람이 상한(傷寒)에 침범되어 맥이 미(微)하고 처음부터 궐음(厥陰)에 이르러 조(躁)하여 잠시도 안정될 때가 없는 것은 장궐(藏厥)이다. 장궐(藏厥)과 비슷한데 조용히 안정되었을 때에 번(煩)하는 것은 회궐(蚘厥)이다.

맥(脈)이 활(滑)한데 궐(厥)하는 경우는 열궐(熱厥)의 증으로, 양증(陽證)으로 진액(津液)이 다 말라서 내열(內熱)을 일으키고, 신체는 궐(厥)하여도 냉수를 마시려고 하고, 혹은 번조(煩躁)하고, 혹은 호기(呼氣)가 불같거나, 혹은 소변적삽(小便赤澁) 등의 리열(裏熱)의 증(證)을 보이는 것이다.

병자(病者)가 끊임없이 손발을 시려워하는 것은 밖으로부터의 사기(邪氣)가 들어오는 것을 억제하기 위해 일신(一身)이 차가워지는 것으로, 맥(脈)도 충분히 침세(沈細)하고 심하면 전혀 잡히지 않는다. 본방(本方)으로 수혈(水血)이 응색(凝濇)한 것을 화(和)하면 궐한(厥寒)이 느슨해져 맥(脈)도 잡힌다.

병자(病者)의 내부(內)에 평소부터 쌓여진 수사(水邪)가 있는 경우에는 그 구한(久寒)이나 외사(外邪) 때문에 수사(水邪)가 움직여 구토(嘔吐), 하리(下利), 복통(腹痛), 두통(頭痛), 요슬통(腰膝痛) 등의 증상을 보인다.

太陽病 少陽病 陽明病 太陰病 少陰病 厥陰病

虛 虛

336. 厥陰之爲病, 消渴, 氣上撞心, 心中疼熱, 食幾而不欲食, 下之利不止,

348. **此爲藏厥**. ― 傷寒, 脈微而厥, 其人躁 …,
烏梅圓. ― … 令病者靜, 而復時煩 … 就厥者,

176. 傷寒, 無大熱, 口燥 渴, 心煩, 背微惡寒者, 白虎加人蔘湯主之.

360. **白虎湯**. ― 傷寒, 脈滑而厥者, 裏有熱也,

361. **當歸四逆湯**. ― 手足厥寒, 脈細欲絕者,

362. **宜當歸四逆加吳茱萸生薑湯**. ― 若其人, 內有久寒者,

實

허탈(虛脫)의 증으로 궐음(厥陰)에 속하는 경우는 많은 땀이 나와도 열이 제거되지 않고, 진액(津液)이 밖으로 새어나와 복내(腹內)가 구급(拘急)하고, 수기(水氣)가 정체되어 아프고, 내탈(內脫)하여 양기(陽氣)가 점점 안에서 고갈되어 궐역(厥逆)하고 오한(惡寒)하게 되니, 양(陽)을 도와서 수혈(水血)이 순환되도록 해야 한다.

비 오듯 땀이 새어 나오고 설사가 심(甚)하면 진액(津液)이 외부로 새어나가 망양내탈(亡陽內脫)하여 궐냉(厥冷)한다. 이 장에서 '대(大)' 자가 앞에 붙은 것은 대부분 사역탕(四逆湯)의 극지(極地)이다.

원래 리한(裏寒)으로 인하여 하리(下利)하는 경우를 리열(裏熱)에 의한 하리(下利)라고 오인하여 토하(吐下)시킨 결과, 리한(裏寒)과 약기(藥氣)가 심흉(心胸)에서 서로 부딪쳐 울열(鬱熱)을 일으켜서 음식을 먹으면 곧바로 구토하는 경우이다.

상한(傷寒)으로 폐색(閉塞)되어 궐(厥)의 증(證)을 보이지만 궐리(厥利)로는 되지 않고, 그 수(水)가 상행(上行)하여 계(悸)한다. 그 때는 먼저 수기(水氣)의 동요를 치료한 후, 궐(厥)을 치료한다. 그렇지 않으면 궐리(厥利)가 되어 버린다.

상한(傷寒)으로 폐색(閉塞)된 경우에 내(內)에서 반발하는 힘이 강하여 수족궐냉(手足厥冷)하고 맥이 갑자기 긴(緊)해지는 경우는 결실(結實)한 사기(邪氣)가 때때로 동요하는 기세로, 토법(吐法)의 적응증이다.

太陽病 少陽病 陽明病 太陰病 少陰病 厥陰病

虛

360. 傷寒, 脈滑而厥者, 裏有熱也, 白虎湯主之.

361. 手足厥寒, 脈細欲絕者, 當歸四逆湯主之.

363. 四逆湯. — 大汗出, 熱不去, 內拘急, 四肢疼, 又下利厥逆而惡寒者,

364. 四逆湯. — 大汗, 若大下利, 而厥冷者,

360. 傷寒, 脈滑而厥者, 裏有熱也, 白虎湯主之.

369. 乾薑黃連黃芩湯. — 傷寒, 本自寒下, 醫復吐下之, … 若食入口卽吐,

73. 傷寒, 汗出而不渴者, 茯苓甘草湯主之.

366. 當服茯苓甘草湯. — 傷寒, 厥而心下悸者, 宜先治水,

365. 宜瓜蔕散. — … 手足厥冷, 脈乍緊者, … 病在胸中 …,

實 實

陰陽易差後勞復病篇 음양역차후노복병편

음양(陰陽)은 남녀의 교접으로, 병이 나은 후의 노복병(勞復病)은 병이 새롭게 나았는데 기거동작(起居動作)을 삼가지 않고 노력과극(勞力過劇)이 원인이 되어 다시 병이 드는 경우이다.

병이 풀린 후 피로곤비(疲勞困憊)하여, 허열(虛熱)을 발(發)하고, 상역(上逆), 번민(煩悶)하고, 호흡곤란이 있고, 열기(熱氣)가 역(逆)하여 토하려고 하는 경우이다.

여러 병들이 아직 평상태로 완전히 회복되지 않았는데 노작(勞作)으로 병이 재발하고, 여열(餘熱)이 심흉(心胸)에 울체하여 흉만(胸滿)하고, 혹은 흉중(胸中)이 막혀 허번(虛煩)하는 경우이다. 만약 음식이 체(滯)하여 탄산조잡(呑酸嘈囃), 심복창통(心腹脹痛)하는 경우는 대황(大黃)을 가한다.

무리한 노동을 하지 않았는데 오히려 병이 나은 후에 정기(精氣)가 아직 회복되지 않고, 간혹 사열(邪熱)이 다시 타올라서 더욱 발열(發熱)하는 경우이다.

병이 나은 후에 정기(精氣)가 아직 회복하지 않고, 기혈(氣血)의 순환이 방해를 받아 수기(水氣)가 주로 하부에 울체(鬱滯)하여 소변불리(小便不利)하는 경우는 부종(浮腫)이 허리 위쪽으로 미치지 못한 사이에 서둘러 본방(本方)으로 치료해야 한다.

병이 나은 후에 내(內)에 한음(寒飮)이 있어서 리기(裏氣)가 쇠약해져 진액(津液)을 운화(運化)할 수 없으므로 자주 타액을 토출(吐出)하고 오랫동안 그치지 않는 경우이다.

太陽病	少陽病	陽明病	太陰病	少陰病	厥陰病

虛

409. 竹葉石膏湯. — 傷寒解後, 虛羸, 少氣, 氣逆欲吐者,

405. 枳實梔子豉湯. — 大病差後, 勞復者, 若有宿食者, 加大黃.

406. 小柴胡湯. — 傷寒差已後, 更發熱者,

407. 牡蠣澤瀉散. — 大病差後,
從腰已以, 有水氣者,

408. 宜理中丸. — 大病差後, 喜唾,
久不了了者, …,

實 實

제 4 장

傷寒論의 治病原則

合病 합병

● 병세가 격심하거나 혹은 병기(病期)의 흐름이 빨라서 양증병기(陽證病期) 중에 다른 병기(病期)의 부분적인 증상을 보이는 경우가 있다. 일종의 완전하지 않은 형태로 핵심 전장(戰場), 즉, 근원인 증(證)을 풀면 다른 증(證)은 소멸한다. 합병(合病)은 한편으론 주(主)가 되고, 한편으로 객(客)이 된다. 병병(倂病)은 양쪽 모두 주가 되는 병이다. 예를 들어 합병(合病)은 주인과 종자 같은 것으로, 주인만 잡으면 종자는 스스로 복종한다. 병병(倂病)은 동격인 사람이 나란히 가는 것처럼 한쪽이 물러나더라도 한쪽은 별도로 복종하지 않으려는 것이다.

두통(頭痛), 오한발열(惡寒發熱), 항배강(項背强), 무한(無汗)의 표열(表熱)이 왕성하여 땀이 나오지 못하고, 항배(項背)에 울적(鬱積)한 사열(邪熱)의 남은 세력이 리(裏)에 이르면 틀림없이 약을 먹지 않고도 자연히 하리(下利)한다. 자하리(自下利)가 있어도 이것을 놔두고 그 본위(本位)인 항배를 치료하면 자하리(自下利)는 치유된다.

갈근탕(葛根湯)의 합병(合病)은 반드시 자하리(自下利)이지만, 그 증이 점점 심해지면 상충(上沖)의 기(氣)가 하리(下利)하는 수(水)를 끌어올려 구(嘔)하게 된다. 항배(項背)의 강(强)이 심한 사람이 처음에는 자하리(自下利)하다가 구(嘔)가 되는 경우도 있고, 하리(下利)와 구(嘔)가 서로 반반씩인 경우도 많다.

갈근탕(葛根湯)의 합병(合病)은 피가 응결하고 수(水)가 하함(下陷)하여 자하리(自下利)하고 심하면 위로 몰려 구(嘔)가 되지만, 마황탕(麻黃湯)의 합병(合病)은 표기(表氣)가 행하지 않고 표리(表裏)의 수(水)와 함께 응결하여 천(喘)함에 따라 흉만(胸滿)한다. 이 흉만(胸滿)은 실만(實滿)이 아니다. 하제(下劑)를 적용하면 안 되고 마황탕(麻黃湯)으로 발한(發汗)하면 치유된다.

太陽病	少陽病	陽明病

虛

32. **葛根湯**. — 太陽與陽明合病者, 必自下利, →

33. **葛根加半夏湯**. — 太陽與陽明合病, → →
不下利, 但嘔者,

36. **宜麻黃湯主之**. — 太陽與陽明合病, →
喘而胸滿者,

實 實

사열(邪熱)이 흉(胸)으로 모여 위부(胃部)에 저항, 정체감, 구고(口苦), 구취(口臭), 갈(渴)이 있으며, 하리, 복통, 리급후중(裏急後重)하고, 그 세력이 곧바로 태양(太陽)으로 미치므로 두통, 오한발열(惡寒發熱)하는 경우이다. 하리(下利)되어야 할 수(水)가 위(胃)에서 넘쳐서 구(嘔), 심번(心煩)하는 경우는 가반하생강탕(加半夏生薑湯)으로 주치(主治)한다. 본방증(本方證)은 양쪽 협(脇)에 전혀 변화가 없다.

병사(病邪)의 세력이 심하고 병의 흐름이 앞당겨져 단번에 양명(陽明)에 이르러 복만(腹滿), 신중(身重), 섬어(譫語), 유뇨(遺尿)하고, 자한(自汗)은 있지만 아직 위실(胃實)에는 이르지 않는다. 그 여세(餘勢)가 태양병(太陽病)의 난이전측(難以轉側), 소양병(少陽病)의 구불인〔口不仁: 구고(口苦)〕하고 면구(面垢: 얼굴의 때)하는 증상으로 나타난다. 이 합병(合病)은 양명(陽明)을 주(主)로 하며 태양소양(太陽少陽)은 객(客)이다. 본방(本方)은 능히 그 리열(裏熱)을 해산(解散)할 수 있다.

합병(合病)은 갈근탕(葛根湯), 황금탕(黃芩湯) 등의 자하리(自下利)가 있다. 이 합병(合病)은 위중(胃中)에 있는 숙식(宿食) 때문에 위(上)로 소양(少陽)으로 몰린 경우로, 양명(陽明)의 숙식(宿食)이 주(主)이고 소양(少陽)은 객(客)이다. 하리(下利)를 하더라도 맥후(脈候)가 활(滑)하고 삭(數)한 경우는 열실(熱實)의 증후로, 정체한 음식물을 하(下)하면 하리(下利)는 멈추고 식욕부진(食欲不振), 구고(口苦), 인건(咽乾) 등은 풀린다.

太陽病	少陽病	陽明病

虛

179. **與黃芩湯**. — 太陽與少陽合病, 自下利者,
黃芩加半夏生薑湯. — 若嘔者,

228. **白虎湯**. — 腹滿 身重,
難以轉側,
口不仁 而面垢,
譫語 遺尿,
若自汗出者,

265. **宜大承氣湯**.
— 陽明少陽合病,
必下利, 脈滑而數者,
有宿食也, 當下之,

實 實

併病 병병

● 표증(表證)이 풀리지 않았는데 소양병(少陽病) 시기를 극히 짧은 시간에 지나가고, 생체반응이 태양증(太陽證)과 양명증(陽明證)으로 건너 뛰어 나타나고, 태양(太陽)과 양명(陽明)의 당연한 징후들이 서로 연관되는 것이 이양(二陽)의 병병(併病)이다. 이 경우에는 반드시 맥부(脈浮), 두통, 항강(項强), 오한(惡寒) 등의 태양병을 풀어준 후에 복만(腹滿), 변비 등의 양명증(陽明證)을 풀어주는 승기탕(承氣湯)을 준다. 이것을 "선표후리(先表後裏)의 법"이라 칭한다. 합병(合病)은 그 근본을 하나로 하는 병이고, 병병(併病)은 그 근본을 둘로 하는 병이다.

병이 처음 발생했을 때 발한(發汗)했지만 땀이 온몸으로 통철(通徹)하지 않는 병은 양명(陽明)으로 건너뛰어 버린다. 발한법(發汗法)에 의해 땀이 계속되어 자연스럽게 미한(微汗)이 나오고 오한(惡寒)하지 않게 되면 승기탕(承氣湯)을 이용해야 하지만, 태양병(太陽病)의 증상이 휴지상태가 되지 않으면 하(下)해서는 안 된다. 잘못하여 이것을 하(下)하면 결흉(結胸)이 된다. 이것은 계지탕(桂枝湯)의 치(治)로 선표후리(先表後裏)의 법칙이다.

태양증(太陽證)의 기세가 약해져 활동이 휴지하고 양명(陽明)의 변화를 보이면 리(裏)의 처방이 주(主)가 되는 증이지만, 양명(陽明)뿐인 증과는 다르고 태양으로부터 유래된 증(證)이다. 태양(太陽)의 남은 열기가 남아 손발의 끝에서 땀이 나고, 기타 양명병(陽明病)인 조열(潮熱), 대변난(大便難), 섬어(譫語)하는 경우는 대승기탕(大承氣湯)을 주어 증(證)의 변화를 관찰한다. 이처럼 대실(大實)이 내(內)에 있고 약하게 태양(太陽)의 외증(外證)이 있는 경우는 약간씩 발한(發汗)하고, 그 후에 위실(胃實)을 하(下)하는 것이 치료기술의 대표적인 예이다. 이것은 선표후리(先表後裏)의 법칙이다.

太陽病 少陽病 陽明病

虛

48. 二陽併病, 太陽初得病時, 發其汗 汗先出不徹, 因轉屬陽明, 續自微汗出, 不惡寒, 若太陽病證不罷者, 不可下 下之爲逆, 如此可少發汗.

229. 二陽併病, 太陽證罷, 但發潮熱, 手足漐漐汗出, 大便難而譫語者, 下之則愈, 宜大承氣湯.

實 實

先表後裏
선표후리의 법
先外後内
선외후내의 법

● 동일 개체에 두 가지 약의 방증(方證)이 서로 연관되어 병존하는 경우에는 반드시 선후의 순서에 따라 우선 표(表)의 한 가지를 풀고, 후에 리(裏)의 한 가지를 나누어 치료하여 푸는 것이 한방치료(漢方治療)의 대원칙이다. 이것을 "선표후리(先表後裏)의 법"이라고 칭한다. 또한 양증(陽證)의 세 병위(病位) 중에서 순전한 표리(表裏)라는 개념에 따르지 않는 경우나 내외(内外) 중에 두 약의 방증(方證)이 병존하는 경우에, 보다 표에 가까운 증〔外〕을 먼저 치료하고 리(裏)에 가까운 증〔内〕을 나중에 치료하는 방법을 취한다. 이것을 선표후리(先表後裏)에 근거한 "선외후내(先外後内)의 법"으로 칭한다.

하법(下法)을 사용한 후에 발한법(發汗法)을 시행할 순서를 놓친 결과 표열(表熱)이 리(裏)에 이르러 심하비(心下痞)한다. 오한(惡寒)이 남아 있는 경우는 우선 계지탕(桂枝湯)으로 표(表)를 푼 후, 대황황련사심탕(大黃黃連瀉心湯)을 투여하는 선표후리(先表後裏)의 법으로 심하비(心下痞)를 치료한다.

발한(發汗)을 경과하여 풀려야 할 때인데도 두통, 발열(發熱), 한출(汗出), 오풍(惡風)의 증이 남아 있고, 맥(脈)이 부(浮)하면서 약간 약(弱)을 띄는 경우는 계지탕(桂枝湯)을 주어 신중하게 대처한다. 이것은 선외후내(先外後内)의 법칙이다.

외증(外證)이 이미 풀려야 하는 때에 이르렀는데 오히려 풀리지 않는다. 혹은 하법(下法)을 써야 하는지의 의심이 있을 때 선외후내(先外後内)의 법칙에 따라 먼저 계지탕(桂枝湯)을 주어 밖(外)을 푼다.

맥이 부지(浮遲)하더라도 땀이 많이 나오고 미약하게 오한발열(惡寒發熱)이 있는 경우는 병이 오히려 태양(太陽)에 존재한다. 계지탕(桂枝湯)의 치(治)이다.

太陽病	少陽病	陽明病
虛		
171. 宜桂枝湯. … 心下痞, 惡寒者 → 表未解也 … 當先解表 …,	宜大黃黃連瀉心湯. … 攻痞 …,	
42. 宜桂枝湯. …外證未解, 脈浮弱者, → 當以汗解,		
44. 宜桂枝湯主之. … 外證未解者, 不可下也, … 欲解外者,		
242. 宜桂枝湯. — 陽明病, 脈遲, 汗出多, 微惡寒者, 表未解也, 可發汗,		
實	實	

수족궐냉(手足厥冷)이 있어 심하계(心下悸)하는 경우는 먼저 심하(心下)에 동요하는 수기(水氣)를 복령감초탕(茯苓甘草湯)으로 진정시키고, 이후에 궐(厥)의 사역산증(四逆散證)을 치료한다. 이것은 치(治)의 선후(先後)이다.

태양병(太陽病)이 오랜 시간을 경과하여 맥은 부세(浮細)하고 편안히 눕는 것을 좋아하는 경우는 외증(外證)은 풀린 것이다. 만약 흉만협통(胸滿脇痛)이 있으면 소시호탕(小柴胡湯)의 치(治)이다. 그러나 맥이 부세(浮細)하지 않고 부(浮)한 경우는 오랜 시간이 경과하였지만 표증(表證)이 의연한 경우로, 우선 마황탕(麻黃湯)을 준 후 증의 변화 여하를 지켜본다.

여러 가지 치료를 시행해도 시호증(柴胡證)이 있는 경우는 먼저 소시호탕(小柴胡湯)을 주어 경과를 지켜본다. 그러나 병이 한층 진행하여 구토가 멈추지 않고, 심하급(心下急)하고 울울미번(鬱鬱微煩)한 경우는 소양증(少陽證)이 풀리지 않은 것이니 대시호탕(大柴胡湯)으로 사하(瀉下)한다. 이것은 선외후내(先外後內)의 법이다.

양명(陽明)으로 진행하는 시기에 흉협만이구(胸脇滿而嘔)하는 시호(柴胡)의 정증(定證)을 보이고, 또한 조열(潮熱)을 발(發)하는 양명(陽明)에 이른 경우는 리실(裏實)의 증으로 시호가망초탕(柴胡加芒硝湯)의 치(治)이지만, 소시호탕(小柴胡湯)의 외증(外證)이 전혀 풀리지 않았기 때문에 우선 소시호탕(小柴胡湯)을 준 후 시호가망초탕(柴胡加芒硝湯)으로 리실(裏實)을 공격한다. 이것은 선외후내(先外後內)의 법이다.

太陽病	少陽病	陽明病
	虛	
366. 當服茯苓甘草湯. → 四逆散.	… 厥而心下悸者, 宜先治水, 卻治其厥, …,	
37. 與麻黃湯. — 脈但浮者,	37. 與小柴胡湯. — 太陽病, 十日以去, 脈浮細而嗜臥者, 外已解也, 設胸滿脇痛者, 108. 先與小柴胡湯. … 柴胡證仍在者, 與大柴胡湯 下之則愈. — 嘔不止, 心下急, 鬱鬱微煩者, 爲未解也, 109. 先宜小柴胡湯以解外, 後柴胡加芒硝湯. — … 胸脇滿而嘔, 日哺所發潮熱, 潮熱者, 實也,	
	實	

사하(瀉下)의 시기를 놓쳐 사열(邪熱)이 혈분(血分)으로 파급되고, 어혈(瘀血)로 되어 광증(狂)과 같을 때는 도핵승기탕(桃核承氣湯)의 치(治)이지만, 남아 있는 외증(外證)을 선외후내(先外後內)의 법으로 먼저 치료한 후 본방(本方)을 이용한다.

저당탕증(抵當湯證)은 발광자(發狂者)로 도핵승기탕(桃核承氣湯)보다 한층 심하다. 표증(表證)을 선외후내(先外後內)의 법으로 우선 풀어준 후, 소복(少腹)에 고정된 어혈(瘀血)을 하(下)하여 치료한다.

소양증(少陽證)인 구(嘔)가 많고 양명증(陽明證)을 능가하는 경우는 양명(陽明)의 여러 증후가 있어도 승기탕(承氣湯)으로 공하(攻下)해서는 안 된다.

복경만(腹硬滿)하는 경우는 마땅히 공하(攻下)해야 하지만, 심하경만(心下硬滿)하는 경우는 병이 심하(心下)에 맺혀서 아직 양명위(陽明位)에 이르지 않은 것이다. 함부로 이것을 공하(攻下)해서는 안 된다.

단기(短氣), 복만(腹滿)하여 천(喘)하고, 조열(潮熱)이 있는 경우는 조시(燥屎)가 있는 대승기탕(大承氣湯)의 치(治)이지만, 외증(外證)이 아직 풀리지 않은 경우에는 주어서는 안 된다. 대승기탕(大承氣湯)은 조(燥)를 윤택하게 하고 단단한 것을 부드럽게 하여 복실만(腹實滿)을 사하(瀉下)하는 강렬한 하제(下劑)이기 때문에 복대만(腹大滿)하여 통하지 않는 경우에는 소승기탕(小承氣湯)을 주어 본다. 그리하여 복중에서 가스가 움직인다면 대승기탕(大承氣湯)을 주어도 괜찮다. 이것은 선외후내(先外後內)의 법이다. 소승기탕(小承氣湯)은 변비로 막힌 것을 융해하여 통하게 하고 복만(腹滿)을 없애고 위기(胃氣)를 화(和)하는 설하제(泄下劑)이다.

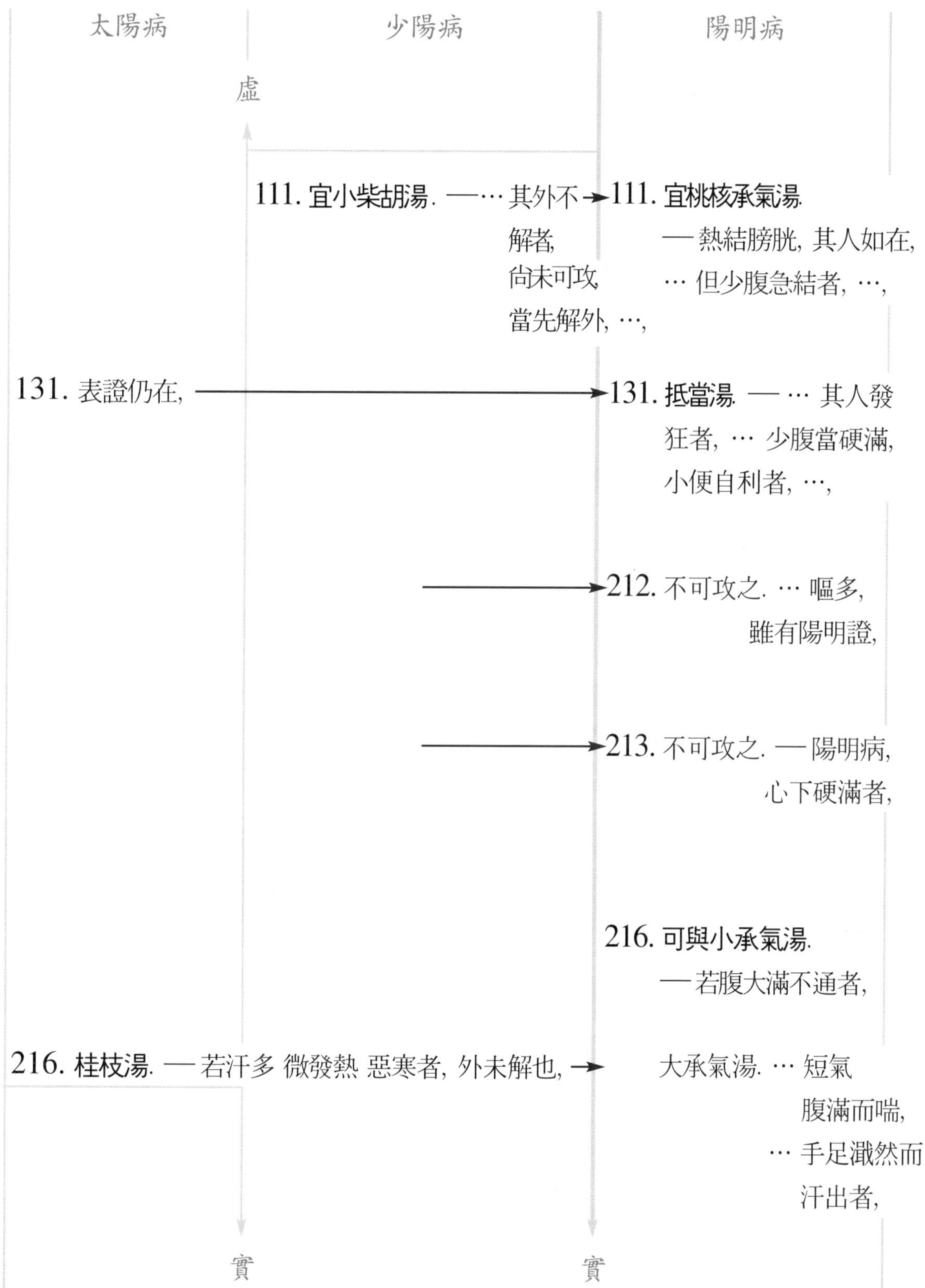

太陽病
少陽病
陽明病
虛
111. 宜小柴胡湯. —… 其外不解者, 尙未可攻, 當先解外, …,
111. 宜桃核承氣湯. — 熱結膀胱, 其人如在, … 但少腹急結者, …,
131. 表證仍在,
131. 抵當湯. — … 其人發狂者, … 少腹當硬滿, 小便自利者, …,
212. 不可攻之. … 嘔多, 雖有陽明證,
213. 不可攻之. — 陽明病, 心下硬滿者,
216. 可與小承氣湯. — 若腹大滿不通者,
216. 桂枝湯. — 若汗多 微發熱 惡寒者, 外未解也,
大承氣湯. … 短氣 腹滿而喘, … 手足濈然而汗出者,
實
實

先急後緩은 임기응변의 조치

● 선표후리(先表後裏)는 치법(治法)의 원칙이지만, 하리(下利)로 인해 생명이 위험한 경우나 체질적으로 약한 사람에게는 그 원칙을 깨고 급한 증(證)을 신속하게 먼저 치료한 후에 완만한 증을 치료하는 임기응변의 계책이 필요하다. 이것은 선급후완(先急後緩)의 치법(治法)이다. 이 방법을 함부로 사용하면 증이 뒤섞여 수습되지 않으니 주의해야 한다.

완곡하리(完穀下利)는 서둘러 구하지 않으면 진액(津液)이 소진되므로 위급한 증(證)이 된다. 사역탕(四逆湯)으로 풀어준 후 신동통(身疼痛)의 계지탕(桂枝湯)을 준다.

태양(太陽)이 변하여 곧바로 음위(陰位)에 빠진 경우로, 두통발열(頭痛發熱)이 있어도 맥침(脈沈)이 있으면 양증(陽證)이 아니다. 게다가 신체동통(身體疼痛)이 있으면 리한(裏寒)으로 기인한 바가 있다. 두통발열(頭痛發熱)을 고려할 것 없이 사역탕(四逆湯)을 준다. 이것은 소위 리한외열(裏寒外熱)의 증(證)이다.

하리(下利)하고 복창만(腹脹滿)을 보이는 경우도 리한급격(裏寒急激)의 증(證)이므로, 표증(表證)이 있어도 선급후완(先急後緩)의 임시 방편을 따라 우선 사역탕(四逆湯)으로 리(裏)를 따뜻하게 한 후, 계지탕(桂枝湯)으로 신동통(身疼痛)을 치료한다.

하리(下利) · 청곡(清穀)의 급증(急證)은 표증이 있어도 선급후완(先急後緩)의 임시 방편에 따라 먼저 리(裏)를 치료해야 한다. 잘못하여 선표후리(先表後裏)의 법칙을 이용하여 표(表)를 공격하여 발한(發汗)하면 진액(津液)을 잃어 점점 내(內)의 허한(虛寒)을 증극(增劇)시키고, 창만(脹滿)의 변화를 일으켜 결국 위독한 상태에 빠진다.

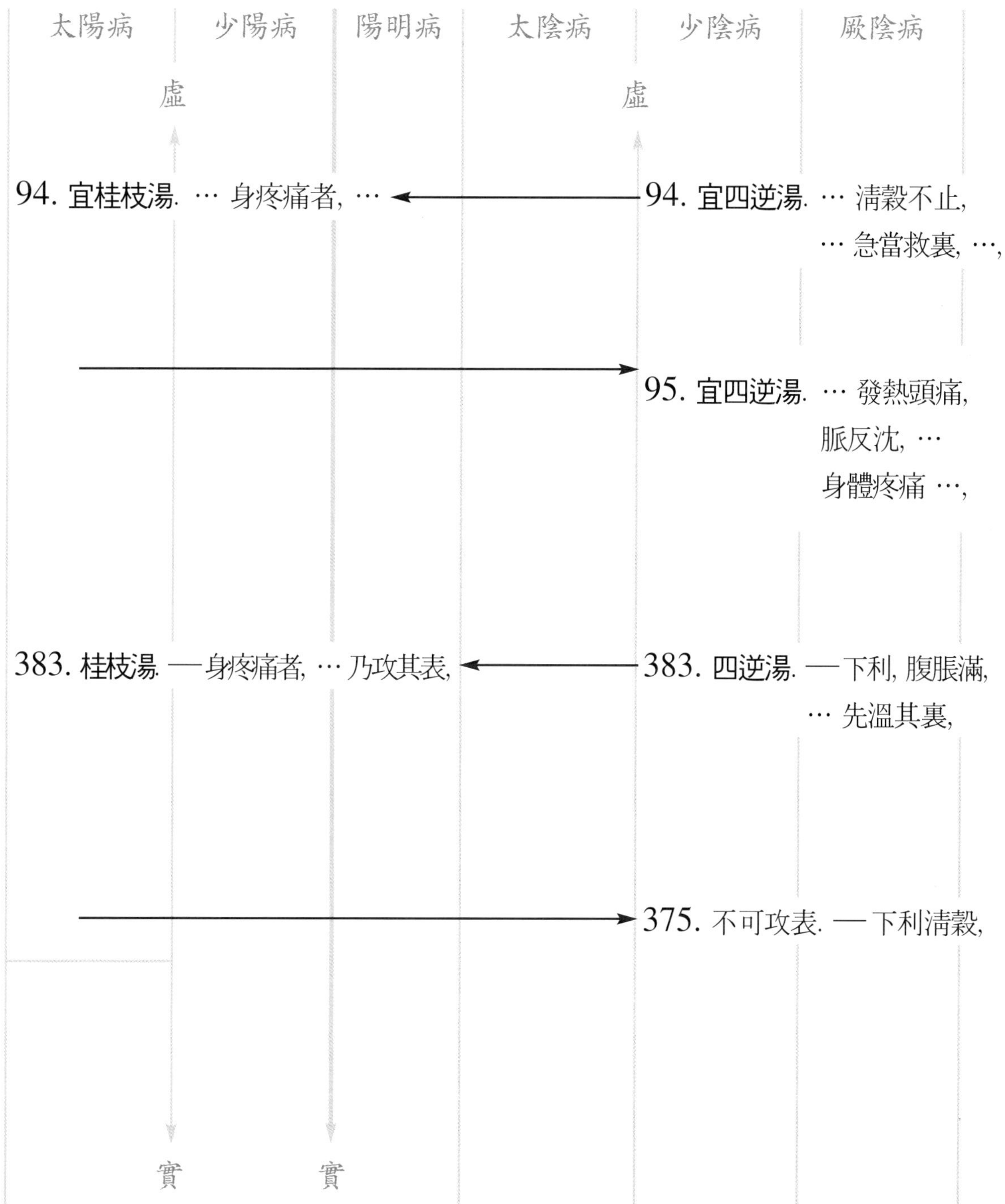
太陽病
少陽病
陽明病
太陰病
少陰病
厥陰病
虛
虛
94. 宜桂枝湯. … 身疼痛者, …
94. 宜四逆湯. … 淸穀不止,
… 急當救裏, …,
95. 宜四逆湯. … 發熱頭痛,
脈反沈, …
身體疼痛 …,
383. 桂枝湯. 一身疼痛者, … 乃攻其表,
383. 四逆湯. 一下利, 腹脹滿,
… 先溫其裏,
375. 不可攻表. 一下利淸穀,
實
實

맥을 보면 삽(澁)의 소건중탕증(小建中湯證)과 현(弦)의 소시호탕증(小柴胡湯證)이 있다. 이러한 맥은 복중급통(腹中急痛)의 증(證)을 보인다. 복통은 급증이므로 먼저 소건중탕(小建中湯)을 준 후 증(證)의 변화가 어떠한지를 관찰한다. 이것을 복용하여도 낫지 않고 맥(脈)이 현(弦)한 것은 소시호탕(小柴胡湯)의 증(證)이다.

역치(逆治)에 의해 음위(陰位)에 빠져 사지궐냉(四肢厥冷)하고 인중(咽中)이 건조하며 번조(煩躁)하고 토역(吐逆)하는 경우는, 우선 감초건강탕(甘草乾薑湯)으로 급박(急迫)을 완화시키고 역기(逆氣)를 내리고 한냉(寒冷)을 제거하여 양기(陽氣)를 회복한다. 그런 후에도 근맥(筋脈)이 연급(攣急)한 경우는 작약감초탕(芍藥甘草湯)을 준다.

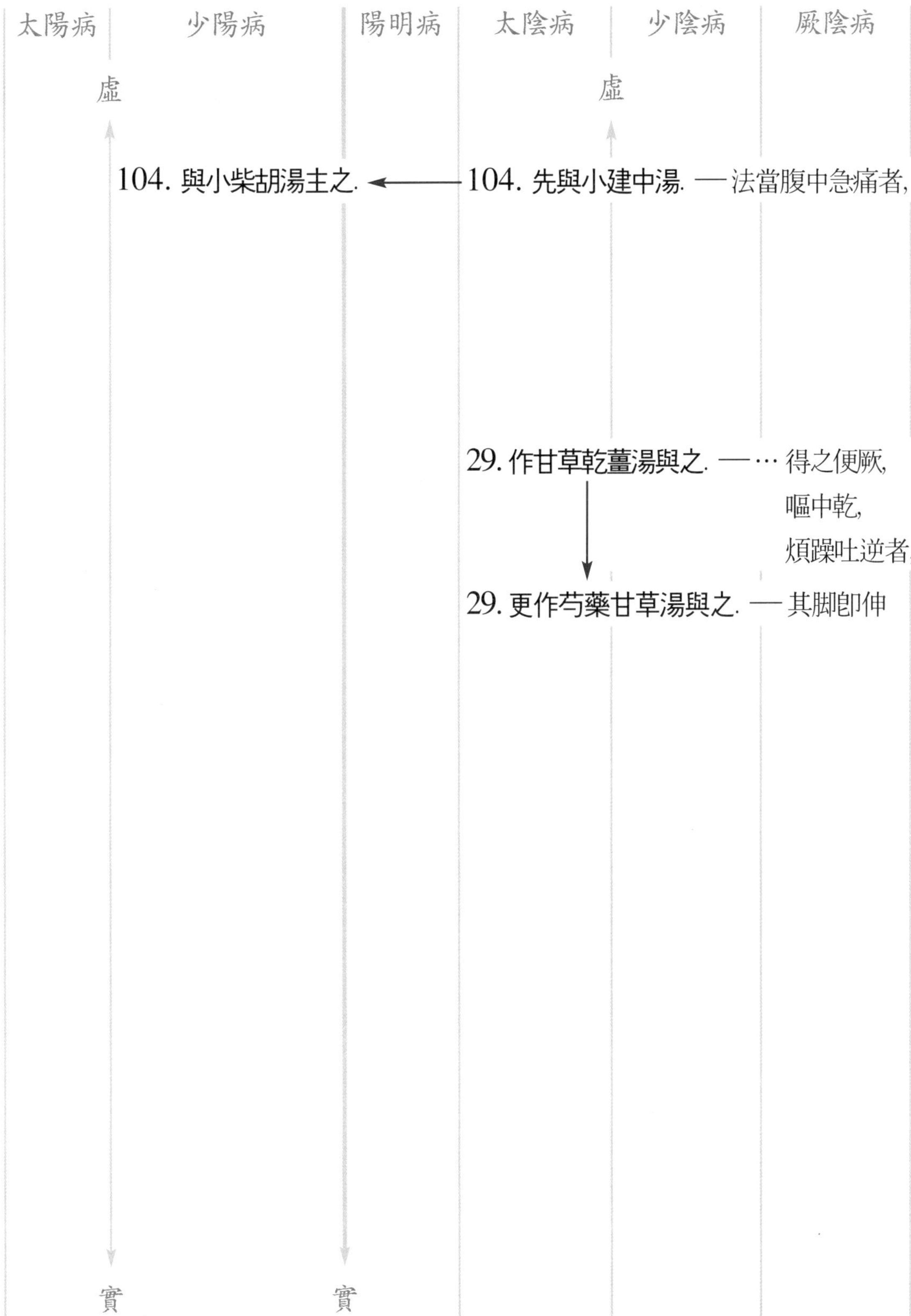
太陽病
少陽病
陽明病
太陰病
少陰病
厥陰病
虛
虛
104. 與小柴胡湯主之.
104. 先與小建中湯. — 法當腹中急痛者,
29. 作甘草乾薑湯與之. —… 得之便厥,
嘔中乾,
煩躁吐逆者,
29. 更作芍藥甘草湯與之. — 其脚卽伸
實
實

兼病 겸병

● 합병(合病), 병병(併病)과 비슷하지만 사실은 다른 두 가지 내지 세 가지 병이 동시에 함께 발하는 증이다. 이것들은 상호 간에 특별한 연관이 없고, 그저 어수선한 두, 세 개의 징후가 혼재된 것이다. 이것을 오쿠다(奥田) 선생의 정의에 따라 겸병(兼病)이라 부른다. 겸병(兼病)의 치료는 합병(合病)이나 병병(併病)에 있어서처럼 일정한 법칙은 없다. 합방(合方), 쌍해(雙解) 등의 방법이 이용된다.

계지탕(桂枝湯)보다 다소 깊고 마황탕(麻黃湯)보다 약간 얕은 양자의 중간 위치로 울열(鬱熱)이 있는 경우이다. 이것은 계지탕(桂枝湯)과 마황탕(麻黃湯)의 합방(合方)이다.

계지탕(桂枝湯)보다 다소 깊고 계마각반탕(桂麻各半湯)보다 약간 얕은 증으로 울열(鬱熱)이 있는 경우를 한해(汗解)한다. 이것은 계지탕(桂枝湯), 마황탕(麻黃湯)의 2:1의 합방(合方)이다.

태양증(太陽證)의 열사(熱邪)가 울복(鬱伏)하여 갈(渴), 뇨리이상(尿利異常)이 있는 열다한소(熱多寒少)한 증(證)이다. 이것은 계지탕(桂枝湯), 월비탕(越婢湯)의 2:1 합방(合方)이다.
계지이마황일탕(桂枝二麻黃一湯)은 그 약력이 완만하고, 계지이월비일탕(桂枝二越婢一湯)은 급하고, 계마각반탕(桂麻各半湯)은 그 중간이다.

표증(表證)이 당연히 풀려야 할 때에 풀리지 않는 것은 수사(水邪)가 방해를 하고 있기 때문으로, 표사(表邪)와 수기(水氣)가 서로 부딪쳐서 건구(乾嘔)하고 발열(發熱)하며 해(欬)한다. 이것은 표리(表裏)의 증이 서로 섞인 것으로 표리쌍해(表裏雙解)의 법으로 치료한다.

太陽病 | 少陽病 | 陽明病 | 太陰病 | 少陰病 | 厥陰病

虛　虛

23. **宜桂枝麻黃各半湯.** —… 如瘧狀, … 熱多寒少, … 一日二三度發, …,
桂 1兩16銖 · 芍 · 薑 · 甘 · 麻 各1 · 棗 4枚 · 杏 24個

25. **宜桂枝二麻黃一湯.** —… 若形如瘧, 日再發者,
桂 1兩17銖 · 芍 1兩6銖 · 麻 16銖 · 薑 1兩6銖 · 杏 16個 · 甘 1兩2銖 · 棗 5枚

27. **宜桂枝二越婢一湯.** —… 發熱惡寒, 熱多寒少, …,
桂 · 芍 · 甘 各16銖 · 薑 1兩3錢 · 棗 4枚 · 麻 18銖 · 石 24銖

40. **小靑龍湯.** —傷寒表未解, 心下有水氣, 乾嘔, 發熱而欬, …,
麻 3 · 芍 3 · 味 半升 · 乾薑 3 · 甘草 3 · 桂枝 3 · 夏 半升 · 辛 3

實　實

태양(太陽) · 소양(少陽)의 병병(併病)과 비슷한 증으로, 병은 소양(少陽)으로 진행하여 미구(微嘔), 심하지결(心下支結)이 되지만 외증(外證)인 발열(發熱)과 미오한(微惡寒), 지절번동(支節煩疼)이 서로 병발하였다. 이것은 태양(太陽) · 소양(少陽) 이위(二位)의 세력이 섞인 경우로 치료의 선후에 상관없이 쌍해법(雙解法)을 이용한다.

발한(發汗) 후에 표증(表證)이 완전히 사라지지 않고, 수기(水氣)가 하초(下焦)에 정체하여 운행되지 않고, 미열이 있고, 마신 물이 모두 소진되어 점점 갈(渴)하는 경우는, 표(表)를 풀고 수기(水氣)를 행하게 하고 소변을 원활히 하여 이것을 풀어낸다.

흉중(胸中)에 열이 있어 울체하여 발산되지 못하여 구토하려 하고, 위중(胃中)에 한사(寒邪)가 있어 차가워져 복중통(腹中痛)이 있는 경우의 한열(寒熱)이 서로 부딪치는 증(證)을 동시에 푼다.

오하(誤下)에 의해 하리가 계속 되어 그치지 않으며 처음의 부맥(浮脈)이 단촉(短促)하게 된 경우에, 아직 표증(表證)이 사라지지 않고 표사(表邪)가 곧바로 리(裏)로 내달아 숨쉬기가 힘들고 땀이 나오는 것은 울열(鬱熱)이 흉(胸)으로 몰린 것으로, 본방(本方)으로 표리(表裏)를 동시에 쌍해(雙解)한다.

太陽病 | 少陽病 | 陽明病 | 太陰病 | 少陰病 | 厥陰病

虛 虛

153. **柴胡桂枝湯**. … 發熱微惡寒, 支節煩疼, 微嘔, 心下支結, 外證未去者,

桂 · 芩 · 蔘[各1兩半] · 甘[1兩] · 夏[2合半] · 芍[1兩半] · 棗[6枚] · 薑[1兩半] · 柴[4兩]

71. **五苓散**. ― 若脈浮, 小便不利, 微熱 消渴者,

猪苓[18銖] · 澤瀉[1兩6銖半] · 茯苓[18銖] · 桂[半兩] · 朮[18銖]

180. **黃連湯**. … 胸中有熱, 胃中有邪氣, 腹中痛 欲嘔吐者,

連 · 甘 · 乾薑 · 桂[各3兩] · 蔘[2] · 夏[半升] · 棗[12枚]

34. **葛根黃連黃芩湯**. … 醫反下之, 利遂不止, 脈促者, 表未解也, 喘而汗出者,

葛[半斤] · 甘[2] · 芩[2] · 連[3]

實

태음병(太陰病)으로 때때로 표증(表證)을 병행하여 발(發)하고, 맥부(脈浮)하고 발열오풍(發熱惡風)하는 경증(輕證)인 경우는 계지탕(桂枝湯)으로 가볍게 발한(發汗)한다. 태음병(太陰病)이 처음 발병할 때 표열(表熱)이 있으면 계지탕(桂枝湯), 소음병(少陰病)으로 표열(表熱)이 있는 경우는 마황부자세신탕(麻黃附子細辛湯)이나 마황부자감초탕(麻黃附子甘草湯)을 투여한다. 이것은 태음(太陰)은 완증(緩症)이고 소음(少陰)은 이미 탈증(脫症)이기 때문이다.

내(內)에 리한(裏寒)이 있어서 외증(外證)이 아직 풀리지 않았는데도 재삼 재사 이것을 하(下)하여 결국 내(內)에 있는 리한(裏寒)이 밖에 있는 열사(熱邪)의 기(氣)를 끼게 되어 하리(下利)가 그치지 않는다. 그 결과 허기(虛氣)가 상역(上逆)하여 심하비경(心下痞硬)한다. 하리(下利), 심하비경(心下痞硬)의 리증(裏證)과 표열(表熱)의 기세가 서로 섞인 경우는 표리쌍해(表裏雙解)의 법인 계지인삼탕(桂枝人蔘湯)으로 치료한다. 본방증(本方證)은 허사(虛邪), 갈근황련황금탕증(葛根黃連黃芩湯證)은 실사(實邪)이다.

심하비(心下痞)하고, 오한(惡寒)하고, 냉한(冷汗)이 나오는 경우는 심하비(心下痞)의 기세와 허한(虛寒)의 기세가 서로 섞인 것으로, 양(陽)을 회복하고 비(痞)를 사(瀉)하는 쌍해법(雙解法)으로 이것을 치료한다.

太陽病	少陽病	陽明病	太陰病	少陰病	厥陰病

虛

285. **宜桂枝湯**. — 太陰病, 脈浮者, 可發汗,
桂^{3} · 芍^{3} · 甘^{2} · 薑^{3} · 棗^{12枚}

170. **桂枝人蔘湯**. … 外證未除, 而數下之,
遂恊熱而利, 利下不止,
心下痞硬, 表裏不解者,
桂^{4} · 甘^{4} · 朮^{3} · 蔘^{3} · 乾薑^{3}

162. **附子瀉心湯**. — 心下痞, 而復惡寒,
汗出者,
黃^{2} · 連^{1} · 芩^{1} · 附^{1枚}

實

본인은 언제부터였는지 모르지만 의사가 소음병(少陰病)으로 판단하는 직중(直中)의 소음병(少陰病)은 표열(表熱)의 징후를 가지고 있다. 소음병(少陰病)은 그저 오한(惡寒)하기만 하고 발열(發熱)은 없으나, 이제 발열(發熱)하기는 해도 맥은 미세하게 침(沈)하다. 맥침(脈沈)은 소음(少陰)의 징후이다. 마황부자세신탕(麻黃附子細辛湯)으로 리한(裏寒)을 제거하고 겸하고 있는 표열(表熱)을 완화(緩和)하게 발산시킨다.

마황부자세신탕(麻黃附子細辛湯)보다는 병세가 다소 부드럽고, 자리(自利), 구토 등의 리증(裏證)이 없고 다만 표열(表熱)만이 있는 경우는 본방(本方)으로 신중하게 약간 발한(發汗)한다.

신체가 아프며 또한 번(煩)하고, 맥(脈)이 부허(浮虛)하며 색(濇)한 경우는 발열(發熱)이 있고 습사(濕邪)가 대단히 많은 증(證)이다. 이것은 본방(本方)으로 쌍해(雙解)의 법에 따라 외사(外邪)를 풀고 습수(濕水)를 좇아내어 신체동번(身體疼煩)을 치료한다.

계지부자탕증(桂枝附子湯證)보다 깊고 무거우며, 표열리허(表熱裏虛) 및 수기(水氣)가 서로 섞여 서로 겸하는 경우를 쌍해(雙解)의 법으로 치료한다.

太陽病	少陽病	陽明病	太陰病	少陰病	厥陰病
				虛 ↑ 311. 麻黃附子細辛湯. — 少陰病, 始得之, 反發熱, 脈沈者, 麻^{2} · 辛^{2} · 附^{1枚}	
				312. 麻黃附子甘草湯 微發汗. — 少陰病, 得之二三日, 無裏證, 麻^{2} · 甘^{2} · 附^{1枚}	
				181. 桂枝附子湯. … 風濕相搏, 身體疼煩, …, 脈浮虛而濇者, 麻^{4} · 附^{3枚} · 薑^{3} · 甘^{2} · 棗^{12枚}	
				182. 甘草附子湯. …, 骨節煩疼, 掣痛 不得屈伸, … 汗出短氣, … 惡風 …, 甘^{2} · 附^{2枚} · 朮^{2} · 桂^{4}	

맺음말

병은 항상 전변(轉變)하는 것으로 여겨 『證』이란 특수한 개념으로 치료를 하는 『상한론(傷寒論)』의 진술 방법을 도시하였다.

즉, 『證』의 흐름을 → 표시로 나타내었고, 또한 대응되고 반대되는 조문을 ↔ 표시로 나타내어 상호관계를 명확히 하였다. 증(證)을 흐르는 방향으로만 보는 것이 아니라 ← 표시를 역으로 거슬러 올라가면 유래한 『證』의 근본을 파악할 수 있어 치료의 진보로 이어진다. 또한 반대되는 『證』을 비교하면 유증(類證) 감별에 도움이 될 것이다.

△ 표시한 약방증(藥方證)은 거의 교과서적으로 진행하지만, ▲ 표시한 상한의 약방증은 항상 주의를 기울여야 한다. 상한은 만연된 치료를 행하는 것이 아님을 본서를 통해 깨달았으면 한다.

의원(醫員)들의 필독서인 『傷寒論』의 도설에 한방처방의 해설이 없어 충분하지 않다는 점은 거듭거듭 인정하는 부분이다. 본서의 성질상 그렇게 한 것뿐이지 결코 경시한 것이 아니며, 다른 서적으로 공부하기를 바란다.

『傷寒論』은 솔직히 말해 어렵다. 왜냐하면, 모든 이론에서 진리만을 발췌하여 논하고, 마치 교전(敎典)같은 체재를 담고 있기 때문이다. 그렇기 때문에 몇 천 년 지나도 불멸하는 것이다.

나는 이 일을 하면서 엄청난 기계를 분해하여 다시 조립하는 듯한 즐거움이 있었던 반면 고대 유적을 대면하는 듯한 엄숙한 기분도 들었다. 그러나 그곳에서 많은 원리, 원칙을 보고 나서는, 다음은 『금궤요략』일까 『세계의 식물요법』일까 하면서 의욕이 솟는다.

편집자